RECHERCHES

CONCRÉTIONS BILIAIRES

DU CORPS HUMAIN,

PAR S. TH. SOEMMERRING;

TRADUITES DU LATIN,

PAR F. M. RÉMOND,

Docteur de la Faculté de Médecine de Paris ; Médecin du Dépôt de Mendicité du Département de la Côte-d'Or, établi à Semur ; ex-Chirurgien-interne des Hôpitaux des Vénériens et de la Charité de Paris ; Membre correspondant de la Société Médicale d'Émulation ; de la Société Anatomique et de celle d'Instruction Médicale.

A PARIS,

Chez CROCHARD, Libraire, rue de l'Ecole de Médecine, n°. 3.

DE L'IMPRIMERIE de Mme. Vve. DUMINIL-LESUEUR, rue de la Harpe, n°. 78.

1811.

A M. L. C. HOUDAILLE,

DOCTEUR EN MÉDECINE, A SAULIEU, DÉPARTEMENT
DE LA CÔTE-D'OR.

Monsieur,

Le petit Ouvrage de SOEMMERRING, *intitulé :* De Concrementis biliariis corporis humani, *est un résumé très-bien fait et très-succinct de ce qui a été écrit par un grand nombre d'auteurs sur les causes, la formation et la nature des Calculs biliaires du corps humain, sur les maladies qu'ils occasionnent, et sur les remèdes propres à leur curation. Il doit donc présenter au Médecin - praticien beaucoup d'intérêt. Cependant il est extrémement rare, et on se le procure difficilement. J'ai pensé qu'il pouvait être de quelqu'utilité de le propager, en le traduisant, et de réveiller l'attention sur une maladie très-commune et trop souvent méconnue, même par des Médecins instruits. Occupé de recherches sur les Concrétions biliaires, je n'ai pas hésité à sacrifier quelques instans à cette traduction.*

Honoré de votre amitié, je vous demande la permission, Monsieur, de faire paraître ce faible travail sous vos auspices. Vous êtes à même, mieux qu'aucun autre, d'apprécier l'Ouvrage de SOEMMERRING, *vous qui, jouissant d'une réputation justement méritée, avez pu observer souvent, dans le cours d'une longue pratique, les maladies causées par la présence de Concrétions dans les voies biliaires ; maladies qui sont assez fréquentes dans les pays que nous habitons.*

Veuillez donc, Monsieur, en accueillir la traduction avec indulgence et bonté, et me permettre de saisir cette occasion de vous témoigner publiquement l'estime que je fais de vos talens ; de vous remercier des conseils que vous avez bien voulu me donner, à mon début dans la pratique de la Médecine, et de vous renouveler l'assurance de mon attachement et de mon profond respect.

F. M. RÉMOND. D. M.

OBSERVATIONS GÉNÉRALES

SUR

LES CONCRÉTIONS

BILIAIRES.

INTRODUCTION.

§ Ier.

IL existe un très-grand nombre d'observations sur les concrétions trouvées ou dans les voies que parcourt la bile, ou dans son réservoir appelé vésicule du fiel ; concrétions auxquelles on donne vulgairement la dénomination impropre de *calculs ou pierres cystiques*, *calculs ou pierres de la bile ou biliaires*, ou que l'on appelle d'un seul mot *Cholelithi*, mais dont le nom le plus convenable est celui de *Concrétions biliaires*.

Le nombre (§ IX), la grandeur (§ X), le poids (§ XI), la couleur (§ XII), et la forme

(§ XIII) de ces concrétions varient beaucoup, ainsi que leur nature ou la substance dont elles sont composées (§ XIV et § XV). Il est très-important de connaître les différences qu'elles présentent sous ce dernier rapport, non-seulement pour mieux apprécier la nature même de la bile et de la vésicule biliaire, mais encore afin de pouvoir s'éclairer sur la formation de ces concrétions, connaître mieux et savoir guérir les maladies qu'elles occasionnent.

C'est pourquoi j'ai résolu de réunir dans ce petit Traité, tout ce qui est à ma connaissance, et que je crois digne d'être conservé sur ce sujet. J'ai entrepris ce travail avec beaucoup de zèle, surtout après avoir lu que Cl. J. F. Blumenbach (a) pensait qu'un tel Abrégé serait un ouvrage utile.

-----

(1) Voici ses propres expressions : Ce serait un travail méritoire, si quelqu'un donnait, à l'usage du médecin-praticien, un extrait fait avec choix et discernement, de tout ce qui a été observé sur les calculs biliaires, depuis le temps d'Alexandre Benedetti et d'Antoine Benivenio. — Medicinische Bibliothek, Band. 1, 1783, pag. 120.

(3)

§ II.

*Exposé sommaire , par ordre alphabétique ,
des meilleurs écrits qui ont paru sur les
Concrétions biliaires.*

ACTA BUDISSENSIA, pag. 376.

ACTA ERUDITORUM, tom. II, n° 21 , etc.

ACTA MEDICA HAFNIENSIA. En plusieurs
endroits.

ACTA MEDICORUM SUECICORUM. Holmiæ ,
1783 , tom. I, pag. 353.

ACTA NATURÆ CURIOSORUM , tom. X,
pag. 317 , 358.

ACTA PHILEXOTICA.

ACTA SOCIETATIS EDINENSIS , tom. I.

ACTA SOCIETATIS ROTERODAMENSIS , t. I,
année 1774. On y trouve différentes Observations sur les concrétions biliaires.

B. S. ALBINI. Annotationes Academicæ ,
liv. III.

ASSEMBLÉE DE BÉZIERS, 1731. Décembre.

BAGLIVI , pag. 433 et 434.

MATTHEW BAILLIE. The Morbid Anatomy. London , 1793 , in-8 , cap. decimo. —
Germanice versa. Berolini , 1794 , in-8.

E. G. Baldinger. Krankheiten einer Armee. Langensalza, 1765, in-8.

Barrere. Novæ Observationes Anatomicæ, pag. 133.

Barth. Centuria III. Hebdomada, 54.

Bartholinus. Medic. Danorum, pag. 43.

C. Bauhini. Theatrum Anatomicum, p. 114.

Baynard, pag. 381.

Becker.

Alex. Benedictus, pag. 21.

Benivenius, cap. 94.

Berger, pag. 22 et 220.

Besse. Thesaur. app., 280.

Bezold. Dissertatio de Cholelitho. Argentorati, 1725. — *Voyez* la Collection des Thèses de Médecine-pratique de Haller, tom. III, n°. 106. — Et Crell's Auszüge, tom. III, pag. 558.

Bezoar, pag. 157.

Bianchi. Historia hepatis, tom. I, pag. 475.

Bicker. De Submersorum morte sine aquâ. Obs. II.

G. Bidloo. Vindiciæ quarundam delineationum anatomicarum, etc. Leidæ, 1697, in-4.

Bierwierth. Structura hepatis, pag. 17.

BILLEBBAULT. Journal de Médecine, année 1756, avril; et 1757, novembre.

BIRCH. Tom. III, pag. 483; et tom. IV, pag. 321.

H. BIONDI. Historia morbi Feminæ, quæ vomitu calculum felleum insignis magnitudinis ejecit, in *Giornale di Medicina*, tom. I, pag. 382. — Ex quo opere excerptum dedit CH. GOTTH. ESCHENBACH in vermischte medicinishe und chirurgische, Bemerkungen. Zweite Sammlung. Lipsiæ, 1785, pag. 252.

M. E. BLOCH. Medicinische Bemerkungen, Berlin, 1774. in-8 , pag. 27.

BŒHMER. Observationes Anatomicæ. Præfationis, pag. 17.

BORELLUS. Centuria III. Observation. 22.

BONONIENSIA COMMENTARIA, tom. IV, pag. 35.

TH. BONNET. Sepulchretum Anatomicum.

BOSCUS. Facultas Anatomica, 1570.

BRENDEL. In Opusc.

BRESLAUER. SAMMLUNGEN, ann. 1759.

BROMEL. Acta litterat. Suecic. 1726, p. 133.

BUCHNER. Miscellania, 1730.

CAMENICENUS, ad MATTHIOLUM, p. 324.

CAMERARII Extispicia, Hepatitide defunctorum.

CARDANUS. Subtilitates. Libr. VII, p. 210.
— Et de Venenis, p. 47. — Varietates, p. 334.

I. a. CASTRO. Pestilentia Romæ, pag. 78.

CHESELDEN, pag. 166.

CHIFFLET. Observation. 46.

TH. COE. Treatise on Biliary Concretions or stones in the Gallbladder and Ducts. London, 1757. in-8. Dans la traduction Allemande qui a paru à Leipsick en 1785, on a ajouté les expériences de MACLURG.

V. COITER, pag. 122.

COLLOT, pag. 6.

COMMENTARIA LIPSIENSIA, t. IV et XI.

COMMERCIUM LITTERARIUM NORIMBERGENSE. Anno 1738. Hebdomada 18. — Anno 1742. Hebdomada 32. -- et 1743. Hebd. 28. -- 1745. Hebd. 24, etc.

CONNOR. History of Poland. tom. I, p. 200.

CRATO.

CONTULI. De lapidibus et podagra. Romæ, 1699, pag. 64.

DANGEAU AD BAGLIVIUM, pag. 171.

DAUBENTON. Dans l'Histoire Naturelle de BUFFON, tom. III, pag. 299.

DAVIDS, p. 4.

H. F. DELIUS. Amænitates medicæ. Lipsiæ. 1747. in-8. — *Idem*, de Cholelithis Observa-

(7)

tiones et Experimenta. Erlangæ, 1782. in-4. Ce livre contient une histoire remarquable d'une maladie causée par un calcul biliaire ; par ISENFLAMMIUS. J. FR. BLUMENBACH, en faisant l'examen de cet ouvrage, y a ajouté ses propres observations. Medicinische Bibliothek, Band I. Stuek I, pag. 121.

DETHARDING. Tom. II, pag. 386.

G. S. DIETRICH. Observationes quædam de calculis in corpore humano inventis. Halæ 1788. in-8. Il raconte avec beaucoup de détail, deux histoires de maladies causées par un calcul.

DILTHEY. Observation. 8.

DOLŒUS. Epistola IV.

DURANDE, dans les nouveaux Mémoires de l'Académie de Dijon, 1782. Premier semestre, page 199. Observations sur l'efficacité du Mélange d'éther sulfurique et d'huile volatile de thérébentine dans les coliques hépatiques produites par les pierres biliaires. — Recusa ista Dissertatio Argentorati, 1790. — Germanice versa in Sammlung auserlesener Abhandlungen fuer practische Aerzte.

EDINENSIS SOCIETAS. Essay of a Society at Edinburgh. Tom. I, pag. 265.

C. G. ESCHENBACH a donné des extraits

des dissertations de DURANDE et de MARET,
dans l'ouvrage intitulé : Vermischte Medicinische und Chirurgische Bemerkungen. Zweite
Sammlung. Leipzig, 1785, pag. 123 et 202,
et Dritte Sammlung, pag. 194. — La dissertation de Durande a été traduite en Allemand
sous ce titre : Bemerkungen ueber die Wir-
kung der Mischung von Schwefelaether und
dem fluechtigen Terpenthinoel bei Lebers-
chmerzen, die von Gallensteinen entstehen.
Helmstaedt 1791, in-8°.

FABRICIUS. Programma ad dispensatorium.
Hofin. 1759, pag. 25.

FALLOPIA. Observationes Anatomicæ.

FANTONNUS. Anatomia, pag. 114.

FERNELIUS. Pathologia hepatis. Cap. 22.
— Pathologiæ. Libr. VI, cap. 10.

FISCHER. De Calculis, pag. 3.

FORESTUS. Observationes et Curationes.
Libr. 19. 14.

FRAENKSCHE ANMERKUNGEN, tom. IV,
pag. 48.

GAMMAROLUS, pag. 100.

GASSENDUS, pag. 58.

GAZETTE SALUTAIRE. Bouillon, 1790,
n°. XXX.

GEILFUS. De Moxa, pag. 11.

GEMMA. Cosmocrit., pag. 99.

Giornale *di letteratura*, t. XXIX, p. 207.

Glisson. De Hepate.

Gmelin. De Cholelithis humanis. Tubingæ, 1763.

Gockel. tom. II, pag. 99.

J. D. Gohl. In actis medicorum Berolinensium ab anno 1713. Ad annum. 1731, vol. V, pag. 90.

S. Goldwiz. Neue Versuche ueber die Pathologie der Galle. Bamberg, 1789 in-8.

Greiselius. Apud Schenk.

Gren. Systematisches Handbuch der gesammten Chymie. Halle 1789.

Grosmann. In Baldinger's, Neues magazin fuer Aerzte. Eilfter Band, 1790.

Ch. G. Gruner. Respondente auctore B. G. Conradi Dissertatio sistens Experimenta nonnulla cum calculis vesiculæ felleæ humanæ instituta. Jenæ, 1775. — Recusa in delectu Dissertationum medicorum Jenensium. Volumine II. Heidelbergæ, 1783. in-4.

Guideti.

De Haen. Tom. IV, pag. 21, et tom. V, pag. 51.

Hagedorn. Centuria II, n°. 8.

S, Hahnemann. Etwas ueber Galle und

Gallensteine. — In CRELL'S, chemische Annalen, tom. II, 1788.

HALLE, Histoire et Mémoires de la Société royale de Médecine, Paris 1786, tom. VII, dit avoir observé un calcul dans la vessie et dans la vésicule biliaire d'un ictérique.

A. HALLER, Element. physiologiæ, tom. VI, pag. 564, a rassemblé un grand nombre d'observations sur les calculs biliaires.

Idem, Opusculorum, tom. III.

G. HARMENS. De calculis in ventriculo inventis. — Cette dissertation se trouve traduite en allemand dans I. I. ROEMER, Abhandlungen der Schwedischen, Aerzte Erster Theil. St. Gallen, 1785, pag. 99.

HEISTER. Comm. Litt. Nor. Anno 1722, pag. 129. Anno 1726. Mense Julio et Augusto.

HELWIG. Observatio, 17 et 81.

HEYDE. Dissertatio, pag. 130 et 160.

HILDANUS. Centuria prima. Observatio. 66. — Centuria secunda. Observatio, 24. — Centuria quarta. Obs. 44. — Cent. sexta, p. 58.

HOECHSTETTER. Decas decima.

HOFMANN. Muséum, pag. 95 et 96.

HOOK. Exp., pag. 79.

IMBERT, pag. 16.

JOURNAL DE MÉDECINE. An. 1756. Nov.

— An. 1760. Août, t. III, n°. 1. — An. 1758. Novembre. — An. 1759, etc.

Journal des Savans. 1723, mois de Janvier.

Kentmann, apud Gesner. De omni rerum fossilium genere; et apud Schenk.

N. Lambsma. Ventris fluxus multiplex. Amstelodami, 1756, in-8, cap. XI.

Lancisi. Dissertation.X. in operib u s.

Lentilius. Jatromnen.

John Leake. Diseases of the viscera. London, 1792, pag. 257.

J. Lieutaud. Essais anatomiques, p. 306.

Littre. Mémoires de Paris, 1705. Histoire 15.

Ludwig. Programma de viis bilis cysticœ.

J. Maclurg. Experiments upon the human Bile. London, 1772. Cet ouvrage a été traduit en allemand, et se trouve joint à la traduction de celui de Th. Coë. Leipsick, 1783.

Mantani. Excerp. litter. 1761, tom IV.

Maret. Nouveaux Mémoires de l'Académie de Dijon, 1782, second semestre.

Meckel. Mémoires de Berlin, tom. X et tom. XI, pag. 92.

F. G. Meyer. Epistola gratulatoria ad Ill. Zimmermanum de magno vesiculæ felleæ calculo per anum excreto. Hannoveræ, 1768, in-4°. Cum figura. Editio altera. *Ib.* 1790, in-8°.

Mémoires de Chirurgie, t. III, pag. 55 et 56.

Mémoires de l'Académie de Dijon, année 1782.

Mémoires de l'Académie des Sciences de Paris, années 1741 et 1769, etc.

Mémoires des Savans Etrangers, t. III, pag. 443, année 1697, n°. 30.

La Mettrie. Observ. 68.

Morgagni. De sedibus et causis morborum. Epistola I, art. 45, 46, 47, 48, 49. — Epistola II, art. 77, 79, 443. — *Idem*, imprimis in Epistola XXXVII, data opera de Calculis biliosis agit. — *Idem*. In Adversariis III, pag. 60.

Moseder.

Nebel. Cap. V.

Orteschi. Diarium, pag. 283.

Ortlob. N°. 17.

Petermann. Disput. de Ictero ex calculis vesicæ felleæ. Lipsiæ, 1699.

Peucer apud Schenk. In Observationibus medicis rarioribus. Basileæ, 1584.

Piso. De Morbis ex Sero, section. II, observation. 17.

Postel. Factum, pag. 39.

Pozzi. Epistolæ, pag. 70.

G. Prochaska. Adnotationum Academicarum fasciculo secundo. Pragæ, 1783, section. I.

Raymond, tom. II, pag. 244.

Redi Lettres, tom. II.

Renaume. Des Hernies, pag. 114.

Reverhorst.

Rhazes.

Ten Rhyne. Vet. Medic., pag. 222.

Rhodiginus.

Richa. Epid., tom. IV, pag. 79.

A. G. Richter. Medicinische und chirurgische Bemerkungen, erster Band. Goetting, 1793.

Riolanus, pag. 131.

Robinson. Of the Stones, pag. 62.

Rolfink. De Calculis.

Le Roy. Quæstion 10.

Russel. Tab., pag. 163.

F. Ruysch. Thesaurus Anatomicus quintus, n°. 31. — *Idem.* In Catalogo Rariorum, pag. 161. — *Idem.* Observationum Anatomicarum, pag. 87.

Sabatier. De Variis Calculorum biliarium speciebus diversoque ab ipsis pendentium morborum genere. Monspeliæ, 1758, in-8.

E. Sandifort. Museum Anatomicum Academiæ Lugduno - Batavæ. Leidæ, 1793, fol. max.

Santorinus. Meth. vit. err., pag. 354.

W. Saunders. On the Liver. Lond., 1793.

Savasto. Lithogenesia.

Schenk. Il a rassemblé les Observations des autres.

Schaarschmidt, 1740, nº. 26.

Schinz. De Calculis, n°. 39.

Schurig. Lithologia.

Scultetus. Observatio 61.

Slare ad Koenig, pag. 20.

Solenander.

E. Stahl. Dissert. de Calculorum generatione. Halæ, 1699.

Van Steensagden, pag. 17.

Stein. Lithographia Curiosa. Baruthiæ, 1702.

C. Stephanus, pag. 356.

Stoerk. Annus Medicus. I, p. 129. II, p. 165.

M. Stoll. Ratio medendi in Nosocomio practico Vindobonensi. Viennæ, 1777, tom. I, pag. 213.

Stræhlin Præside Teichmeyer. Dissertatio de Calculis biliariis. Jenæ, 1743. — Re-

(15)

cusa in A. Halleri Collectu dissertationum practici Argumenti, n°. 108.

Van Swieten. Commentaria in Boerhaavei Aphorismos de Cognoscendis et Curandis morbis, tom. III, pag. 107.

Tacconi. Hepatis affectus, pag. 320.

Teichmeyer. In Dissertatione supra apud Stræhlin citata.

S. C. Titius et F. L. Kreysig. Analyseos Calculorum et humanorum et animalium chemicæ specimen primum. Lipsiæ, 1789, in-4.

Titsingh. Pust., pag. 289.

Traffelmann.

Alexander Trallianus.

Transactions Philosophical, n°s· 49, 142, 185, 209, 282, 300, 377. Supp. 192, etc.

Trew. In Commerc. litter. Norimb., 1738.

Trotter. De Lethargo, pag. 124.

Valentinus.

Vallisneri, tom. III, pag. 96, 338, 593.

A. Vater. Dissertatio de Calculis in locis inusitatis natis. Vittembergæ, 1741.

A. Vesalius. Examen Observationum fallopianarum, pag. 124. — *Idem.* Epistola de Radice China, pag. 251.

Vieussens. Observationes, pag. 449.

Viridet bon Chyle, pag. 632.

Viti. Dialoghi IV, pag. 109.

Vogel. Chirurg. Anmerkungen, pag. 68.

A. M. Wadsberg Præside J. A. Acrel. Dissertatio de Cholelithis per Abscessum ruptum egredientibus Casus et Experimenta. Upsaliæ, 1788, in-4.

J. G. Walter. Observationes Anatomicæ. Berolini, 1775, in-fol. — Cet ouvrage contient sur les calculs biliaires des observations remarquables.

Weickmann. De Marte.

G. A. Welsch. De Œgagropilis. Augustæ Vindelicorum, 1660, in-4.

Wetsch Episag, pag. 65.

Wier. Apud Hildanum, t. I, observ. 54.

C. H. Wilkens. De Calculis biliariis. Argentorati, 1777.

Wislicenus. Lapides biliosi lymphatici (1).

§ I I I.

Des Gravures les plus remarquables représentant des Concrétions biliaires.

Les plus belles gravures représentant des concrétions biliaires se trouvent dans les ouvrages suivans :

Acta Roterodamensia, tom. I, 1774. Ces gravures sont très-correctes.

(1) *Voyez les notes du Traduct., à la fin de l'ouvrage.*

B. S. Albinus. Annotationum Academicarum, libro tertio. Leidæ, 1756. La première et la seconde figure sont les plus belles.

J. G. Betzold. De Cholelitho. Argentorati, 1725, in-4.

Th. Coe. On Biliary Concretions or stones in the Gallbladder and Ducts. Lond. 1757, in-8.

H. F. Delius. Amœnitates Medicæ. Leips. 1747, in-8.

Idem. De Colelithis Observationes et experimenta. Erlangæ, 1782, in-4. Dans cet ouvrage les gravures sont très-belles et vivement coloriées.

G. S. Dietrich. Observationes quædam rariores de calculis in corpore humano inventis, cum figuris. Halæ, 1788, in-8. C'est l'auteur lui-même qui a dessiné ces figures avec beaucoup de netteté.

Ephemerides naturæ curiosorum. V. C. Decade I, anno 3. Obser. 206.—Decade I, anno 9 et 10. Obs. 90 et Q. S. R.

J. G. Gohl. In Actis medicorum Berolinensium, loco citato.

G. Harmens. De Calculis in ventriculo inventis. Vid. suprà.

Histoire de la Société Royale de Médecine, 1779, figures très-nettes.

2

F. G. MEYER. Epistola gratulatoria ad Ill. ZIMMERMANN de magno Vesicæ felleæ calculo per anum excreto. Hannoveræ, 1768, in-4, cum figuris.

G. PROCHASKA. Annotationes Academicæ. Fasciculus secundus. Pragæ, 1783, sectio I.

A. G. RICHTER. Medicinische und chirurgische Bemerkungen. Erster Band. Goetting, 1793, in-8, pag. 59.

F. RUISCH. Thesaurus Anatomicus primus, 1721, tab. 1, XXX.

Idem. Observationes Anatomicæ, figura 69.

E. SANDIFORT. Museum Anatomicum Academiæ Lugduno Batavæ. Leidæ, 1793, in-fol. maj., tom. II. La Planche C offre les figures les plus nettes, les plus belles et les plus nombreuses, qui aient été données par les auteurs.

A. M. WADSBERG præside J. A. ACREL. Dissertatio, de Choletithis per Abscessum ruptum egredientibus Casus et Experimenta sistens. Upsaliæ, 1788, in-4.

§ IV.

Des différens organes du corps humain où l'on rencontre des Concrétions biliaires.

On trouve de ces sortes de concrétions dans

différens organes (2) ; tantôt dans le foie (*b*),
tantôt dans le conduit hépatique (*c*) ; et il résulte de là qu'il n'est point étonnant qu'on en
ait rencontré chez des hommes dépourvus de
vésicule biliaire (*d*). On en trouve dans les

(*b*) FRID. RUISCH, Dilucidatio Valvularum, capit. IV,
observat. 24, a trouvé un calcul fort dur, pesant deux
scrupules, caché dans la substance même du foie.

J. G. WALTER, Observationes Anatomicæ, pag. 45,
observat. I, a vu, non-seulement le conduit hépatique
tellement distendu, qu'il égalait l'intestin jéjunum ;
mais encore, après l'avoir ouvert, il a reconnu que ses
divisions, dans toute la substance du foie, étaient obs-
truées et distendues, d'une manière surprenante, par
quelques milliers de petites pierres.

J. F. BLUMENBACK conserve des concrétions biliaires
qui ont été trouvées dans un ulcère du foie, qui s'était
ouvert dans le duodénum d'un sujet chez lequel la vésicule biliaire était très-resserrée sur elle-même. *Voyez*
sa Bibliothèque de Médecine. Medicinische Bibliothek,
Band. I, pag. 121.

(*c*) WALTER, *lieu cité*, dit avoir trouvé une concrétion biliaire de la grosseur d'une petite noix muscade,
dans un conduit hépatique, qui avait acquis un pouce
de diamètre. *Observat. II*, et en avoir rencontré un
autre qui renfermait cinq petites pierres. *Observ. III*.

DIETRICH, *lieu cité*, planche III, figure 1 et 2, représente une concrétion biliaire prise dans un conduit
hépatique.

(*d*) BALDINGER, Neues Magazin fuer Aerzte ; Band. I,
Stueck III, pag. 124.

conduits cystique (*e*) et cholédoque (*f*), dans la vésicule biliaire, dans l'estomac (*g*) et dans tout le trajet des instestins (*h*).

(*e*) J'en conserve des exemples. RUISCH a représenté une vésicule du fiel énormément distendue, par une concrétion biliaire qui obstrue le conduit cystique. *Observationes Anatomicæ. Observat.* 87, fig. 69.

(*f*) B. S. ALBINUS Annotationum Academicarum, Libro tertio, cap. XIII.

DIETRICH, *lieu cité*, Planche II, fig. 3 et 4, représente une concrétion biliaire du conduit cholédoque.

Voyez aussi A. G. RICHTER, *lieu cité*.

HEISTER, dans les Actes des Curieux de la Nature, tom. I, *Observ.* 181, pag. 404, dit avoir vu l'orifice du conduit cholédoque, si ample, qu'il pouvait admettre le petit doigt.

MORGAGNI, *lieu cité*, a vu le conduit cholédoque, si large, que son diamètre était de deux pouces.

On voit des exemples de ce cas pathologique, dans mes collections et dans celles de l'Académie Militaire de Vienne.

(*g*) J'élève des soupçons sur la forme et la grandeur des Concrétions biliaires, que G. HARMENS dit avoir trouvées dans l'estomac d'une femme.

Voyez les *Acta medicorum Suecicorum, seu sylloge observationum et casuum rariorum in variis Medicinæ partibus*, tom. I. Upsaliæ 1783. — De la traduction allemande : *Abhandlungen der Schwedischen Aerzte*, aus dem Lateinischen von. I. I. ROEMER. St. Gallen, 1785, pag. 95.

(*h*) Par exemple, dans le Colon : ZACUTUS LUSITANUS

Aussi voit-on des malades qui en rejettent le plus souvent par le vomissemeut (*i*), ou qui en rendent avec les excrémens (*k*).

Enfin, plusieurs fois il en est sorti par des ulcères formés aux parois abdominales (*l*).

apud Th. Bartholinum, Centuria tertia, Historia 75, pag. 157.

Et Ph. Sachsius, Epistol. de Mirandis Naturæ, p. m. 102.

(*i*) *Berliner Magazin*, Band I, pag. 75. — M. Schurig, *lieu cité*, raconte huit Observations de Concrétions biliaires rejetées par le vomissement.

Item, Orteschi in Diario, pag. 283.

(*k*) F. Ruysch Thesaurus Anatomicus Quintus. n. 32.

Meyer, in Epistola gratulatoria ad Zimmermannum. On y trouve plusieurs exemples de concrétions biliaires évacuées par les selles, qu'il est inutile de rapporter ici.

Delius, *lieu cité.*

Voyez aussi les *Acta Roterodamensia*, t. I, p. 575.

And. Joh. Orlov, Programma de insigni Calculo felleo per anum excreto, Regiomenti 1787.

(*l*) Je conserve une vésicule biliaire, tellement remplie de calculs, qu'il s'était formé à son fond un ulcère, qui avait permis à un grand nombre d'entr'eux de s'échapper.

Cheselden, the Anatomy of the human Body. Edit. XI. London 1778, p. 166, a vu sortir, à travers les parois abdominales, deux calculs qui avaient un diamètre de six lignes.

Voyez les *Acta Roterodamensia*, tom. I, pag. 509.

§ V.

Fréquence des Concrétions billaires, relativement aux lieux que l'on habite.

On trouve beaucoup plus souvent des concrétions dans la vésicule biliaire, que dans la vessie urinaire. FALLOPE et HALLER (*m*),

LIND, Journal de Médecine, Chirurgie, etc. Paris, 1789.

HOFMANN a vu sortir quatre-vingts Concrétions par un ulcère des parois abdominales. — Confer CRELL chemische Annalen. Stueck VIII, 1789.

BLOCH en a vu sortir d'un ulcère situé sous les fausses côtes. Medicinische Bemerkungen. Berlin 1774.

TOLET, dans son Ouvrage de Lithotomia, chap. IV, pag. 24, dit avoir vu une Concrétion biliaire de la grosseur d'un œuf de pigeon, qui était sortie par un ulcère situé à l'ombilic.

BUETTNER Fuenf besondere anatomische Wahrnehmungen, Koenigsberg 1774, a vu aussi trente-huit calculs sortis par un ulcère ombilical.

HALLER, Opuscul. Patholog., parle de Concrétions semblables provenant d'un ulcère à l'épigastre, t. III, pag. 324. Hist. 8.

Et CIVADIERUS en cite qui sont sorties par un ulcère situé à l'aine droite. — Nouv. Econ. et litt., tom. XX. Conférez aussi l'Hamburgisches Magasin, Band XXI.

Voyez SCHUBIG — in Lithologia, pag. 268.

(*m*) Elementorum Physiologiæ, tom. VI, pag. 564.

avaient déjà fait cette observation. Cela ne paraît point étonnant, si l'on considère la grande viscosité de la bile contenue dans la vésicule ; le peu de diamètre, la courbure, la structure tortueuse et valvuleuse (*n*), et l'extrême contractilité du conduit cystique ; ainsi que le grand nombre de vaisseaux absorbans qui naissent à la face interne de la vésicule, et qui enlèvent à la bile sa partie la plus fluide (*o*). Je n'ignore pas cependant que MEYER (*p*) a écrit, qu'il ne se trouvait pas très-fréquemment des calculs dans la vésicule biliaire.

Il y a des pays, comme le Hanovre, par exemple, où l'on ne rencontre presque jamais de calculs dans la vessie (*q*), et où cependant les concrétions biliaires sont très-communes.

(*n*) FR. AUG. WALTER a très-bien représenté, par des gravures, cette structure valvuleuse du conduit cystique. Annotat. Academ. Berolini 1786, de Hepate. Tab. I.

(*o*) WERNER et FELLER in Opere : Vasorum Lacteorum atque Lymphaticorum Anatomico - Pathologica Descriptio. Leipsiæ 1784, Planche II, fig. 5, et MASCAGNI, Planche XVIII. Ichonographiæ systematis Lymphatici.

(*p*) *Lieu cité*, pag. 7.

(*q*) Parmi deux cents trente cadavres humains que

Il n'est pas prouvé que celles-ci soient plus fréquentes dans un lieu que dans un autre (r); et même on pourrait rapporter beaucoup d'observations qui démontrent qu'on en rencontre très-souvent dans tous les pays.

Cela est si vrai, qu'HÉBERDEN (s) affirme qu'il y a peu d'hommes qui atteignent leur quarantième année, sans qu'il se soit formé des concrétions biliaires dans leur vésicule.

Dans toutes les collections de pièces pathologiques que je connais, on trouve un grand nombre de concrétions biliaires. HALLER a remarqué que si les médecins ont cherché des moyens propres à détruire les calculs urinaires, ils ont eu des désirs bien plus grands encore, de trouver quelques remèdes à opposer aux concrétions plus communes de la vésicule biliaire ; car celles - ci, comme les premiers, occasionnent des douleurs cruelles et finissent comme eux par causer la mort ; et de plus, chacun sait que l'opération chirurgicale par laquelle on leur donnerait issue, est

HALLER a ouvert à Goettingue, deux seulement avaient des calculs dans les voies urinaires. *Voyez ses* Opuscules Pathol. , pag. 321.

(r) C'est l'opinion de DURANDE, *lieu cité.*

(s) Morning Chronicle of London, n⁰ 5894.

bien moins souvent pratiquable que pour les calculs urinaires, et qu'on ne doit l'entreprendre, que quand la vésicule est ulcérée et adhérente au péritoine, circonstances de la maladie qui ne se présentent que fort rarement.

Il suit de là, que je ne puis partager l'opinion de DIETRICH (t), qui prétend que les expériences démontrent clairement qu'il existe une certaine analogie entre la formation des calculs des reins, de la vessie, des nodosités de la goutte et celle des concrétions de la vésicule biliaire.

§ VI.

Fréquence des Concrétions biliaires, relativement aux différens âges.

On observe de ces concrétions, beaucoup plus souvent chez les vieillards que chez les jeunes gens (u). Elles sont extrêmement rares chez les enfans (v).

(t) *Lieu cité*, pag. 31. Note i.

(u) L'auteur d'une Dissertation sur les calculs biliaires, qui se trouve dans les Actes d'Edimbourg, a vu une Concrétion de la bile chez un jeune homme de 13 ans.

(v) VALENTINUS POLYCHEXET, pag. 42, dit avoir vu des Concrétions de la grosseur d'un pois, dans la vésicule biliaire d'un petit enfant.

§ VII.

Fréquence des Concrétions biliaires, relativement au sexe.

Les femmes (*w*) y sont beaucoup plus sujettes que les hommes. On voit que l'époque de la disparition de leurs règles, favorise la formation de ces concrétions (*x*). Les calculs urinaires, au contraire, sont bien plus fréquens chez les hommes que chez les femmes.

§ VIII.

Fréquence des Concrétions biliaires, relativement au genre de vie.

Rarement les concrétions biliaires se forment chez les individus qui font beaucoup d'exercice. On en trouve seulement chez ceux dont la vie est très-sédentaire.

(*w*) Frid. Hofmann. Medicina rationalis systemat. Coe, *lieu cité.*

Sur quinze Histoires de maladies causées par des calculs biliaires, rapportées par Haller, trois seulement ont des hommes pour sujets. Opuscul. Pathol., tom. III.

Les Observations rapportées par Dietrich et Titius, *lieux cités,* ne concernent que des femmes.

Sœmmerring a fait la même remarque.

(*x*) Durande, *lieu cité.*

Ainsi il n'est pas étonnant, que le défaut d'exercice nécessaire (*), les fasse plus souvent rencontrer chez les gens de lettres (*y*), chez les personnes accablées par la tristesse et le chagrin, chez les prisonniers (*z*), et chez les moines.

Suivant HALLER, cette maladie était peu

(*) Ici se rapporte l'Observation de GLISSON, sur la fréquence beaucoup plus grande des Concrétions biliaires, chez les animaux ruminans, pendant l'hiver, que pendant l'été.

(*y*) TISSOT, de la Santé des gens de lettres, pag. 67.
JOHN LEAKE, Diseases of the Viscera. Lond. 1792, pag. 225 et 263.

(*z*) *Voyez* les Observations de HALLER. — Opuscul. Path. t. III. Dans la troisième Observation, il est question d'un hypochondriaque; et dans la dixième, d'un homme qui se suicida, et chez lesquels HALLER a trouvé des concrétions biliaires.

La veuve dont DIETRICK rapporte la maladie, était d'un tempérament phlegmatique et menait une vie très-sédentaire. Le cordonnier dont il cite l'Observation, était mélancolique.

La femme, dont les concrétions biliaires ont été examinées par TITIUS, était accablée du plus violent chagrin.

SŒMMERRING a trouvé des concrétions chez la plupart des hommes et des femmes qui avaient été détenus pendant un assez long temps dans les prisons de Cassel et de Mayence.

connue des anciens ; sans doute parce qu'ils avaient une vie moins sédentaire que la nôtre.

Benkoe affirme de plus, avoir toujours remarqué, dans le grand nombre d'ouvertures de cadavres qu'il a faites, que les hommes chargés d'embonpoint, étaient plus sujets aux concrétions biliaires que les personnes maigres. Durande (a) ne pense pas comme lui, quoiqu'on sache très-bien que les premiers aiment beaucoup une vie inactive.

(a) *Lieu cité.*

OBSERVATIONS SPÉCIALES

SUR

LES CONCRÉTIONS BILIAIRES.

§ IX.

Variétés des Concrétions biliaires, relative-
ment à leur nombre.

LE nombre des concrétions trouvées dans
une même vésicule varie beaucoup ; on n'en rencontre quelquefois qu'une seule, d'autres fois
il y en a plusieurs. J'ai dans mes collections
des vésicules qui ne contiennent qu'une seule
concrétion biliaire ; j'en ai d'autres ; qui en
renferment deux. Il en est dans lesquelles ces
deux concrétions sont séparées par une cloi-
son (3). Souvent la vésicule, resserrée sur elle-
même, forme une sorte de poche qui contient
plusieurs concrétions ; quelquefois il n'y en a
qu'une seule qui la remplit toute entière. Dans
certains cas, la vésicule est étroitement appli-
quée sur les concrétions ; dans d'autres, outre
le calcul, elle contient encore une certaine
quantité de bile. On a trouvé quelquefois plus

de cent concrétions dans la même vésicule. WALTER dit y en avoir rencontré cinq cents. MATTHEW BAILLIE (b), en a vu jusqu'à mille ; et MORGAGNI, dont le témoignage ne peut être révoqué en doute, en a trouvé trois mille.

§ X.

*Variétés des Concrétions biliaires, relative-
ment à leur volume.*

La *grandeur* ou le *volume* de ces concrétions est aussi très-variable. Il est rare qu'elles aient la grosseur d'un œuf de poule ; elles sont rarement plus grosses qu'un œuf de pigeon ; et quelquefois leur volume égale à peine celui d'un pois : en général leur nombre, dans une même vésicule, est en raison inverse de leur grosseur. J'ai trouvé, et déposé dans les collections de pièces anatomiques de l'Académie militaire de Vienne, une concrétion biliaire, ovale, dont le plus grand diamètre est aussi long que le pouce.

(b) The Morbid Anatomy of the most important Parts of the human Body. London 1793. in-8, pag. 60 ; et ma traduction allemande. Berlin 1794, in-8.

§ XI.

*Variétés des Concrétions biliaires, relative-
ment à leur pesanteur absolue et spécifique.*

Les concrétions biliaires varient aussi quant
à leur *pesanteur absolue*. Il en est qui pèsent
jusqu'à quatre onces (c), et d'autres pèsent à
peine un grain.

Leur *pesanteur spécifique* présente aussi
des différences. J'ai observé qu'en général les
plus transparentes, quand elles sont bien des-
séchées, tombent au fond de l'eau ; au lieu que
celles qui sont plus brunes, sont plus légères
et surnagent. Il en est qui ne s'enfoncent dans
l'eau qu'après y avoir trempé quelque temps,
ou que quand on les a tirées tout récemment
d'une vésicule biliaire et qu'elles sont encore
imprégnées de l'humeur qui s'y trouvait avec
elles. D'autres ont une pesanteur spécifique qui
est à celle de l'eau comme 0,200 ou 0,346 est
à 1,000 (d), ou comme 0,803 est à 1,000 (e).

(c) SCHAARSCHMIDT Autore HALLER in Elementis
Physiologiæ, pag. 565.

A. G. RICHTER, *lieu cité*, pag. 59, parle d'un calcul
biliaire qui pesait trois onces et demie.

(d) MUSSENBROECK, Introductio ad Philosophiam na-
turalem. Lugdini Batavorum, 1762, pag. 557.

(e) DIETRICH, *lieu cité*, pag. 20.

§ XII.

Variétés des Concrétions biliaires, relativement à leur couleur.

Les concrétions biliaires sont de *diverses couleurs*, que DELIUS a très-bien imitées. Tantôt elles sont d'un noir très-prononcé, tantôt noirâtres, tantôt cendrées, jaunâtres, de couleur d'or ou de safran ; quelquefois fauves, brunes, rougeâtres, verdâtres, marbrées (*f*), de la couleur du plomb ou de celle du fer ; d'autres fois rousses, ou très-blanches, de couleur de perle ou de blanc de baleine, et présentant la blancheur et le brillant du cristal dans leur intérieur ; quelquefois elles sont comme marquetées et présentent intérieurement des veines tantôt jaunes, tantôt vertes. Il paraît que les concrétions biliaires de couleur rousse, sont les plus rares.

§ XIII.

Variétés des Concrétions biliaires, relativement à leur forme.

La forme des concrétions biliaires n'offre

(*f*) On trouve dans RUISCH une concrétion biliaire marbrée, vue de côté, qui représente la tête d'un hibou. Thesauro Anatomico decimo, n°. 135.

pas

pas moins de variétés, que leur couleur. Le plus souvent, elles sont anguleuses, pyramidales ou cubiques, comme des dés à jouer, ou présentent des facettes plus ou moins multipliées. Il n'est pas rare d'en trouver, qui sont arrondies ou sphériques; d'autres oblongues ou ovales; très-souvent il paraîtrait que celles qui sont anguleuses, ont été rondes dans l'origine, et que c'est le frottement qui a produit les facettes qu'on y remarque. Il en est qui ont la forme ordinaire de la vésicule, ou bien celle d'une poire (*g*); d'autres ont à peu près la forme de la rotule du genou (*h*); d'autres ont une surface inégale (*i*), raboteuse, rude au toucher, ou tuberculeuse, comme celle des mûres. Elles sont quelquefois recouvertes d'une écorce mince, demi-transparente, presque à la manière des perles; quelquefois leur surface est unie et lisse, et rarement très-rugueuse; plus rarement encore, elles offrent un assemblage de plusieurs petites concrétions

(*g*) Delius et Richter, *lieux cités*, ont représenté une concrétion biliaire qui a la forme d'une poire.

(*h*) Ruisch, in Catalogo Rariorum, pag. 123.

(*i*) Albinus, Annotationum Academicarum, Libro tertio. Tab. VII, fig. 1.

réunies de diverses manières en une seule masse, comme cela se voit assez fréquemment dans les calculs urinaires.

Quelquefois ces concrétions tapissent, comme une croûte, les conduits biliaires, et représentent des tubes ; mais elles ne conservent pas toujours leur forme primitive ; elles en changent souvent, comme on peut s'en convaincre en les cassant.

§ XIV.

Variétés des Concrétions biliaires, relativement à leur dureté.

Leur *dureté* est plus ou moins considérable ; quelquefois elles sont molles et contiennent encore de la bile liquide ; d'autres fois elles ne cèdent pas à la pression du doigt ; tantôt elles sont formées de parties très-faiblement unies entre elles et semblables à des grains de sable ; tantôt on ne peut les briser qu'avec le marteau : on en voit de si peu dures, qu'elles se fendent d'elles-mêmes, en se desséchant, et tombent en morceaux ou en poussière.

§ XV.

Variétés des Concrétions biliaires, relativement à la nature de leur substance et à leur structure.

Enfin, les concrétions biliaires varient encore, quant à la *nature de leur substance* et à *leur structure*.

Les unes sont très-noires, et ressemblent tellement à de la bile desséchée, qu'on a peine à les en distinguer ; et si on les brise, on voit que leur substance est partout semblable et homogène : elles sont fort rares ; leur figure est irrégulière. Cl. SCHROEDER m'a donné une concrétion de cette nature qu'il avait trouvée chez un hydropique. Moi-même j'en ai rencontré plusieurs fois dans les cadavres. Toutes ces concrétions sont irrégulières, très-amères, très-dures (*k*), offrent des saillies à l'extérieur, et sont formées de plusieurs petites masses réunies entre elles.

D'autres plus rares encore, car je n'en ai trouvé qu'une seule fois, sont sphériques,

(*k*) LIEUTAUD dit qu'on a quelquefois trouvé le canal cystique obstrué par une bile très-épaisse. — Mais il a tort d'ajouter, que les concrétions biliaires ne sont formées que par de la bile épaissie et concrétée.

rousses, ou ont à l'extérieur une couleur de rouille. Lorsqu'on les casse, on voit que leur intérieur est blanc et offre des stries radiées, comme celles de la zéolithe ; tandis que vers le centre, la couleur est de nouveau rousse, sans aucune apparence de stries, ni de couches. Ordinairement ces sortes de concrétions sont plus petites que les autres, et friables.

Il en est que l'on ne rencontre pas non plus très-fréquemment, qui sont extérieurement teintes en jaune par la bile qui les environnait ; qui deviennent noires, si elles séjournent long-temps dans de la bile en putréfaction, et dont l'intérieur est transparent comme du cristal très - pur, ou d'une blancheur semblable, à celle de la sélénite, et offre des stries et des couches rares ; pour l'ordinaire, elles sont plus brunes dans le centre, friables, sans saveur, et en se desséchant, elles se partagent par morceaux qui affectent une forme pyramidale. De toutes les concrétions, ce sont celles-ci qui, au feu, se liquéfient et fondent le plus facilement, comme de la cire à cacheter, ou comme du blanc de baleine (*l*) : elles finissent par s'enflammer.

(*l*) J'en conserve qui ressemblent tellement à du blanc de baleine, qu'il est facile de s'y méprendre. BLU-

C'est à tort que Haller (*m*) remarque, que les concrétions biliaires brûlent d'autant mieux, qu'elles sont plus légères ; car celles qui sont cristallines et, comme je l'ai dit plus haut, plus pesantes que les autres, s'enflamment aussi plus facilement.

D'autres, et ce sont les plus communes, sont noires à l'extérieur et quelquefois blanchâtres, ont la surface lisse et presque polie, et les angles usés par les frottemens. Leur substance est composée de couches ou de lames qui paraissent s'être formées successivement, mais qu'on ne peut séparer les unes des autres, comme celles des calculs urinaires. Ces concrétions sont assez dures et tenaces ; leurs couches concentriques sont alternativement brunes et blanchâtres, de sorte que leur structure paraît radiée.

Il y en a qui, extérieurement, ont une couleur obscure, tandis qu'à l'intérieur, elles sont formées par un noyau résineux, brillant. Elles sont ordinairement friables et insipides.

MENBACH compare aussi certaines concrétions biliaires à cette substance. *Voyez* ses Institut. de Physiologie. Gottingue, 1787, § 390.

(*m*) Elementorum Physiologiæ, tom. VI, pag. 567. Not. g.

Quelques-unes contiennent une si grande quantité de parties terreuses, qu'elles peuvent à peine s'enflammer.

D'autres n'ont aucune structure particulière et ressemblent à de la cire fondue (*n*).

Il en est dont l'enveloppe est comme terreuse, et dont le centre est formé par un noyau très-noir.

Les unes enfin ont un noyau central ; d'autres n'en ont pas.

§ XVI.

Classification des Concrétions biliaires.

A. HALLER a rangé toutes les concrétions biliaires en deux classes, dont il a établi les caractères ainsi qu'il suit :

Dans la *première*, il place celles qui sont d'un volume très - considérable, arrondies, brunes en dedans, friables et insipides.

Il comprend dans la *seconde*, celles qui sont petites, noires ou non transparentes, taillées à facettes, et qui se trouvent en grand nombre.

Mais J. GOTTLIEB WALTER les a bien mieux distribuées, en en formant, d'après leur

(*n*) GOLDWITZ, *lieu cité*, pag. 251.

nature, trois classes, suivant qu'elles sont striées, recouvertes d'une écorce, ou formées de lames concentriques.

Les calculs striés renfermés dans la *première classe*, dit-il, sont très-rares; les stries qu'ils présentent sont triangulaires; elles partent du centre où elles ont leur sommet, et leur base se termine à la circonférence; chacune d'elles est divisible en plusieurs lames comme le talc. Quelquefois plusieurs de ces stries, plus saillantes que les autres, forment à la surface du calcul des aspérités assez semblables à celles que forme le sucre cristallisé sur certaines confitures. Ces calculs sont transparens. On leur donne le nom de *Cristallins* ou *Sucrés*. Ceux qu'on appelle *Muriformes* ont beaucoup de ressemblance avec les précédens.

Ces calculs *Muriformes* ressemblent aux premiers, en ce que leurs stries brillantes sont aussi plus larges à la circonférence qu'au centre. Les aspérités de leur surface sont arrondies; elles sont noires ou d'une couleur brune qui les rend opaques.

Ces stries formées d'une résine presque friable, de même que la cire, fondent à la flamme avant de brûler.

La *seconde classe* est formée par les calculs

composés d'*un noyau*, d'*une écorce* et d'*une substance intermédiaire*.

Le noyau n'est pas le même dans tous ; tantôt il est très-compacte, tantôt brillant et cristallin ; quelquefois il est comme spongieux ; tantôt il est noirâtre, et tantôt sa couleur ressemble à celle du safran, ou bien est brune, ou plus ou moins obscure.

Ce noyau est immédiatement enveloppé d'une matière qui par sa couleur et sa structure, diffère beaucoup de celle qui le forme. Ainsi, par exemple, s'il est poreux et léger, cette matière est dense et *vice versâ*. Cette *substance intermédiaire* à l'écorce et au noyau est donc quelquefois poreuse ; quelquefois aussi elle est fibreuse.

Elle est recouverte par une *écorce*, tantôt épaisse et dure, tantôt mince et friable, dont la couleur varie beaucoup ; à l'extérieur cette couleur n'est pas la même qu'à la surface interne qui est noire ou brune, ou verdâtre, ou jaune, ou blanchâtre, ou de couleurs variées : très-rarement cette écorce est blanche, brillante et transparente.

Elle n'est pas toujours aussi inflammable que le noyau et la substance qui se trouve entre elle et lui ; quelquefois elle est purement terreuse et ne peut s'enflammer ; tandis que les matières qu'elle recouvre, brûlent avec une grande facilité.

La troisième classe comprend les calculs biliaires formés de couches ou de lames ; ceux-ci ont aussi un noyau, mais qui est recouvert de plusieurs couches ou tuniques : la plupart sont noirâtres, légers, poreux et fragiles.

On peut s'assurer par des expériences, que leur substance est presque entièrement terreuse et ne contient que très-peu d'huile ; aussi ne s'enflamment-ils que difficilement. Ils brûlent ordinairement comme le charbon, et quelques-uns exposés à la flamme se gonflent et répandent une odeur de cheveux brûlés (4).

§ XVII.

Toutes les Concrétions biliaires contenues dans une même vésicule, sont de même nature et offrent toujours les mêmes caractères.

Quelque variées que soient les concrétions biliaires, quant à la nature de leur substance, il est bien digne de remarque que *toujours toutes celles qui sont contenues dans une même vésicule, sont formées de la même matière et présentent les mêmes propriétés ,* quoiqu'elles diffèrent par leur grandeur et par leur forme. Je ne connais aucune observation qui constate qu'on ait trouvé ensemble une concrétion cristalline , transparente, sélénitique et une concrétion verdâtre , opaque et formée de lames ou de couches différentes (5).

On peut véritablement conclure de là, que toutes les concrétions qui sont dans une même vésicule ont été formées en même temps, et non les unes après les autres ; car si elles avaient pris naissance successivement, je ne vois pas pourquoi on n'en trouverait pas à la fois qui appartiendraient à l'une et à l'autre des classes dont il est question.

Les couches concentriques de certaines concrétions biliaires diffèrent bien moins entre elles, que ne font en général celles qui forment les calculs urinaires.

ANALYSE CHIMIQUE

DES

CONCRÉTIONS BILIAIRES.

§ XVIII.

COMME les concrétions biliaires , ainsi que nous l'avons dit, diffèrent par leurs caractères extérieurs et par la nature de leur substance , on conçoit aisément que leur analyse chimique, faite à l'aide des appareils pneumatiques, ou des menstrues, ou bien par la distillation , doit présenter aussi de grandes différences.

Voici ce que HALLER (o) a recueilli sur ce sujet, d'après les meilleurs auteurs qui avaient écrit jusqu'à lui ; tels que BOERHAAVE, VALLISNIERI, HALES, STRŒLHIN, KNOLL, TACCONI, MOSEDER, WISLICENUS, BEZOLD , HOFFMANN , COE , MACLURG , VRISSIUS , SPIELMANN.

Les concrétions biliaires contiennent beaucoup d'air ; elles en ont fourni jusqu'à 648 fois leur volume (p). Il y en a qui sont presque

(o) Elementorum Physiologiæ, Libro XXIII, sect. III, § 13 et § 19, tom. VI, pag. 571 et 575.

(p) GOLDWIZ soutient qu'elles ne contiennent pas d'air, *lieu cité* , § 74.

insipides, à l'exception du noyau qui est amer.

Quelques-unes , mais en petit nombre, se dissolvent dans l'eau.

Elles se dissolvent mieux dans les liqueurs alcalines, dans l'huile de tartre par défaillance (dissolution de sous-carbonate de potasse), par exemple , et très - complettement dans l'huile de térébenthine ; tantôt l'esprit de vin les dissout ; tantôt il n'agit en aucune manière sur elles. Elles se ramollissent et se dissolvent dans l'acide nitrique affaibli, tandis que l'acide sulfurique est sans action sur elles. Elles sont solubles dans le suc de certaines plantes, telles que le raifort, le cochléaria et le cresson.

Si on les fait brûler, on a pour résidu un charbon et de la cendre.

Soumises à la distillation , elles se ramollissent et coulent, comme de la cire à cacheter ; et donnent ensuite un peu de phlegme, une huile jaune, puis une huile rouge, et enfin une huile noire et empyreumatique. Le charbon qui reste est noir et brillant.

Ces huiles rectifiées répandent une odeur assez agréable, et sont susceptibles de s'unir aux acides minéraux et de cristalliser.

§ XIX.

Depuis HALLER, beaucoup de chimistes se sont occupés de l'analyse des concrétions biliaires, tels sont: SCOPOLI (*q*), CONRADI (*r*), DELIUS (*s*), MACQUER, LÉONHARDI (*t*), PERCIVAL (*u*), HERMBSTAEDT (*v*), GREN (*w*), WADSBERG et ACREL (*x*), DIETRICH (*y*),

(*q*) In CRELL's Beitraege zu den chemischen Annalen, Band III.

(*r*) B. G. F. CONRADI Præside CH. G. GRUNER Dissertatio sistens Experimenta nonnulla cum Calculis Vesiculæ felleæ humanæ instituta. Jenæ 1775. in-4.

(*s*) De Cholelithis Observationes et Experimenta, etc. cum Tabul. Erlangæ 1782. in-4, pag. 13 , usque 15.

(*t*) J. MACQUER's Chimisches Woerterbuch, uebersetzt und vermehrt von D. G. LEONHARDI, tom. V, 1782, pag. 238—341.

(*u*) J. PRIESTLEY, Versuche und Beobachtungen ueber verschiedene Gattungen der Luft, aus dem Englischen, tom. II. Leipsig 1779, pag. 378.

(*v*) Beitreage zur Natur-und Arzneywissenschaft. Thl. III.

(*w*) Handbuch der Chemie, tom. II, § 1536, et in CRELL's Beitraege zu den Chemischen Annalen. Stueck I, 1789. *Item.* Vierter Theil, Stueck I, 1792.

(*x*) De Cholelithis per Abscessum ruptum egredientibus Casus et Experimenta, quæ Præside J. A. ACREL publico subjecit examini A. M. WADSBERG. Upsaliæ 1788, cum figuris, pag. 15 et seq.

(*y*) G. S. DIETRICH. Sa Dissertation contient deux Ob-

HAHNEMANN (*z*), GOLDWIZ (*a*), TITIUS (*b*),
FOURCROY (*c*), SCHLIPPE et SAUNDERS (*).

Je vais donner ici le résumé succinct des
expériences de DIETRICH, DE GREN, de
TITIUS, de FOURCROY et de SCHLIPPE.

§ XX.

Suivant DIETRICH, les concrétions biliaires
sont insolubles dans l'eau, même lorsqu'on les
a réduites en poussière, ou avec le secours de
la chaleur.

Elles brûlent et répandent une odeur de
cire.

Elles se dissolvent dans l'acide sulfurique
concentré, en répandant une odeur de soufre
et laissant un résidu résineux.

servations rares sur des calculs trouvés dans le corps
humain. Halæ 1788, cum figuris, pag. 62—69.

(*z*) Etwas ueber die Galle und Gallensteine, in CRELL's
Chemische Annalen, 1788, tom. II, p, 296, et seq.

(*a*) GOLDWIZ Versuche ueber die Pathologie der
Galle. Bamberg. , 1789. in-8.

(*b*) S. C. TITIUS Præside F. L. KREYSIG Dissertatio.
Analyseos Calculorum et humanorum et animalium
Chemicæ specimen primum. Lipsiæ, 1789. in-4.

(*c*) FOURCROY, Annales de Chimie. Paris 1793, tom.
XVI et XVII, et in CRELL's Chemische Annalen,
tom . IV.

(*) Libro citato , cap. VIII.

Distillées sur un bain de sable, à l'aide d'un appareil pneumato-chimique, elles donnent de l'air fixe (gaz acide carbonique), et de l'air inflammable (hydrogène carboné), puis des vapeurs nébuleuses ; et alors il passe dans le récipient une liqueur ammoniacale jaunâtre, sur laquelle nage une huile empyreumatique rousse et visqueuse. Le charbon qui reste est brillant, léger, et brûle difficilement.

Si on fait dissoudre dans l'acide nitrique le résidu de la combustion, et si l'on verse sur cette solution de l'acide saccharin faible (acide oxalique), elle se trouble. Il est donc vraisemblable que cette terre n'est autre chose qu'un phosphate de chaux (6).

Dix grains de concrétion biliaire mis en digestion, à une douce chaleur, dans un vaisseau fermé, avec une demi-once d'esprit de vin rectifié, ne se sont pas dissous, mais ont présenté un très-beau phénomène : ce sont des cristaux écailleux, brillans, argentés, très-légers, s'étendant depuis la surface jusqu'au fond de la liqueur. Ce qu'il y avait de très-remarquable, c'est que ces cristaux se développaient et se conservaient très-bien sous l'influence de la chaleur (7). L'esprit de vin était à peine coloré en jaune, et quand on en a ajouté une plus grande quantité, ces petites écailles cristallines ne se sont point dissoutes.

Après avoir séparé par le filtre et bien desséché ces cristaux, on a retrouvé le même poids de matière biliaire, et la concrétion n'était point changée, sauf la disposition lamelleuse et écailleuse de ses parties, et la couleur blanche et éclatante qu'elles avaient acquise; et si auparavant on avait pulvérisé cette concrétion, on voit que par l'opération, elle a subi une espèce de cristallisation.

L'huile d'amandes dissout complettement les calculs biliaires.

De ces expériences, DIÉTRICH conclut que cent parties de concrétion biliaire, contiennent quatre-vingt-cinq parties d'une matière semblable à de la cire, et quinze parties d'une matière glutineuse.

Et quant à l'espèce de sel que POULLETIER DE LA SALLE et DELIUS disent avoir obtenu, en traitant des calculs biliaires par l'esprit de vin, ce n'était autre chose que les calculs eux-mêmes, sous la forme cristalline.

§ XXI.

GREN, qui a aussi travaillé à l'analyse chimique des concrétions biliaires, a trouvé qu'elles qu'elles se dissolvaient dans les éthers, dans l'éther sulfurique, par exemple, et point du tout dans l'esprit de vin, ni dans les liqueurs salines. Sur 100 parties, il a aussi obtenu par ses expériences 0,85 de matière semblable à de la cire, et 0,15 de matière lymphatique ; d'où il conclut, qu'en général ces concrétions ont beaucoup d'analogie avec la cire.

§ XXII.

Les expériences de TITIUS donnent presque les mêmes résultats.

Des concrétions biliaires cubiques, très-noires, ayant un noyau cristallin, traitées par l'appareil pneumato-chimique, se sont d'abord liquéfiées, puis ont fourni une vapeur et un gaz nébuleux, qui a passé dans la cornue, au col de laquelle une matière semblable à de la cire s'est attachée en divers endroits. En donnant plus d'activité au feu, toute la matière s'est soulevée, est entrée en ébullition et a laissé dégager beaucoup d'air fixe (gaz acide carbon.), et d'air inflammable (hydrogène carboné). En continuant de chauffer, on a encore obtenu des vapeurs, jusqu'à ce que toute la matière soumise à l'expérience ait été consumée. En versant de l'acide nitrique sur le résidu, il y a eu effervescence ; et en traitant la solution par l'acide sulfurique, on a obtenu un précipité de sulfate de chaux.

Un certain nombre de concrétions biliaires ayant été brisées, ont offert une croûte ou enveloppe, tantôt épaisse, tantôt très-mince et transparente. Leur intérieur était strié : elles étaient jaunâtres au-dehors, plus brunes et noires vers le centre, où l'on voyait un espace triangulaire moins rempli. Ces concrétions pesaient un gros vingt-sept grains. Soumises à la distillation, elles ont donné les mêmes produits que toutes les substances animales.

§ XXIII.

FOURCROY, qui a analysé diverses concrétions biliaires tirées des quadrupèdes, a reconnu que les unes étaient de la bile épaissie, que d'autres étaient formées d'une matière semblable à de la cire, et que toutes différaient beaucoup des calculs biliaires du corps humain.

§ XXIV.

Ces résultats s'accordent très-bien avec ceux que SCHLIPPE, très-habile pharmacien de

Mayence, avait obtenus par suite des expériences qu'il avait entreprises à la prière du docteur STRAUB. Voici comment il s'exprime :

« Les concrétions biliaires qui ont servi à mes expériences étaient très - légères, brunes à leur surface, et parsemées de taches jaunes. En les brisant, on voyait que leur intérieur était strié, qu'elles devenaient jaunes vers le centre, qui, lui-même, offrait une cavité dans laquelle divers petits points blancs se faisaient remarquer. Ces petits endroits blancs, examinés au microscope, paraissaient transparens; la matière qui les formait était insipide. Ces concrétions surnageaient l'eau dans laquelle on les mettait, soit en totalité, soit par portions. Au feu du chalumeau, elles se liquéfiaient et brûlaient avec une flamme vive.

Il faut observer que, dans toutes mes expériences, j'ai employé dix grains de concrétions, pour une once de liqueur, et que la chaleur de la chambre où je travaillais, était de 61 à 64 degrés du thermomètre de Farenheit. »

I. *Expér.* De l'acide muriatique versé sur une concrétion, sans le secours de la chaleur et sans agitation, n'en a pas opéré la dissolution, mais a acquis seulement une couleur verte ; les parcelles de cette concrétion ont surnagé.

II. *Expér.* De l'acide nitrique versé sur une concrétion semblable n'en a point dégagé de gaz ; il a cependant sur-le-champ contracté une couleur brunâtre. En augmentant même la chaleur, on n'a pas pu obtenir la dissolution du calcul, dont les morceaux se sont élevés au-dessus du liquide.

III. *Expér.* Du vinaigre dulcifié ou de la liqueur anodine végétale (mélange de vinaigre et d'alcool) ayant été versé sur une concrétion qu'on avait concassée, il s'est excité un petit mouvement dans le mélange ; les morceaux du calcul se sont réunis, et le liquide a acquis un couleur jaune. En augmentant la chaleur jusqu'à l'ébullition, remuant fréquemment le mélange, puis le laissant refroidir, on a trouvé des cristaux au fond du vase, et la liqueur a conservé une couleur jaune.

IV. *Expér.* De l'éther sulfurique versé sur une concrétion pulvérisée, en a dégagé sur-le-champ des bulles d'air, et la liqueur est devenue jaune. La solution s'est opérée lentement après une demi-heure ; et même en faisant bouillir le liquide, remuant souvent et laissant refroidir, on a vu que le quart de la concrétion était encore intact.

V. *Expér.* Si on verse de l'huile essentielle de térébenthine sur une concrétion pulvérisée, toutes les parcelles de celle-ci se prennent en masse, l'huile acquiert une couleur rouge, perd en partie sa fluidité, et la solution est presque complette ; il se forme un précipité par le refroidissement.

VI. *Expér.* De la liqueur de DURANDE, qui est un mélange d'huile essentielle de térébenthine et d'éther sulfurique, versée sur une concrétion biliaire, en dégage de petites bulles d'air, se colore en jaune et la dissout assez promptement. En portant la chaleur jusqu'au centième degré du thermomètre de Farenheit, la dissolution paraît complette, et par le refroidissement, il se fait un précipité de paillettes cristallines.

§ X X V.

Faisant les mêmes expériences avec des concrétions biliaires transparentes et ressemblant à du blanc de baleine, j'ai vu que par l'action du feu une partie de la concrétion s'était liquéfiée, et qu'après que les vapeurs ont été dégagées par le refroidissement, il s'est

formé à la surface du liquide des aiguilles cristallines et brillantes.

La même chose a lieu par la dessiccation,
sur un morceau de verre poli, d'une goutte
d'un liquide tenant en dissolution quelques
portions de concrétions biliaires.

§ X X V I.

Si on soumet des concrétions biliaires à
l'ébullition dans une cornue, elles répandent
une vapeur blanche, jaune ou noire, qui se
rassemble dans le récipient et adhère comme
un duvet à ses parois.

§ X X V I I.

Je doute qu'en aucun cas les concrétions biliaires contiennent du fer, de manière à ce
que l'aimant puisse le faire reconnaître,
comme l'affirment DOLŒUS (*d*) et SCHU-
RIG (*e*). DELIUS avait déjà remarqué qu'aucune portion de la cendre des concrétions
biliaires n'était entraînée par l'aimant.

§ X X V I I I.

Ainsi deux sortes de substances entrent donc
dans la composition des concrétions biliaires;

(*d*) Epistola quarta, pag. 15.
(*e*) Lithologia.

savoir : une matière semblable à de la cire, ou à une espèce de suif épais, qui est formée de phlogistique, d'acide carbonique et d'acide végétal, et une lymphe coagulée qui est formée par l'alcali volatil, l'acide phosphorique et la chaux, à laquelle DELIUS, dont GREN partage l'opinion ; a donné avec raison le nom de résine animale (8).

D'après toutes ces expériences, il ne faut donc pas être surpris, si la plupart des concrétions biliaires ne peuvent se dissoudre dans le jaune d'œuf, le baume du Pérou, les huiles grasses, le beurre, la teinture tartarisée d'antimoine, l'éther nitrique, la liqueur anodine végétale, la liqueur antispasmodique de PROTESIUS (mélange de trois acides minéraux, le sulfurique, le nitrique et le muriatique) ; tandis qu'elles se dissolvent bien dans l'éther sulfurique et dans l'huile essentielle de térébenthine , ainsi que dans le mélange de trois parties de l'un et de deux parties de l'autre, qui constitue la liqueur de DURANDE.

Il n'est donc pas étonnant que les vapeurs même de cette liqueur aient aussi la propriété de dissoudre les concrétions biliaires.

DES CAUSES

DES

CONCRÉTIONS BILIAIRES.

§ XXIX.

ON a assigné un grand nombre de causes aux concrétious biliaires.

Les uns ont attribué leur formation à l'usage d'alimens acidules, acerbes, âpres, lourds, indigestes, glutineux, farineux, desséchés (*f*), terreux, comme par exemple, le fromage, les vins acides, les vins spiritueux (*g*), la bierre nouvelle (*h*), etc.

J'ai peine à croire que ces causes donnent naissance à des concrétions biliaires, mais je ne nie pas qu'elles ne puissent concourir à la formation des calculs urinaires. HALLER (*i*) avait déjà dit, et avec raison, qu'on avait tort d'imputer la formation de ces concrétions aux

---

(*f*) GAUBIUS in Pathologia, § 579.

(*g*) HOFMANN et DURANDE, *lieux cités*. GOLDWITZ ne partage pas leur opinion.

(*h*) GOLDWITZ nie cette assertion soutenue par HALLER.

(*i*) Elementorum Physiologiæ, tom. IV, pag. 578.

vins acides, car elles sont très-communes dans les pays où l'on ne boit que de la bierre, et chez les femmes qui ne boivent pour ainsi dire que de l'eau.

D'autres donnent pour causes de ces concrétions, les vices des premières voies, la paresse du canal intestinal, et sur-tout les acides qui s'y engendrent ; car on sait que les acides coagulent la bile. L'acide, disent-ils, passant de l'estomac dans le duodénum, pénètre dans le canal cholédoque, se mêle à la bile et la coagule. MACLURG (*l*) surtout professe cette opinion. Ces médecins paraissent vouloir la confirmer par quelques observations de MORGAGNI (*m*), de HALLER, de DIETRICH (*n*), qui montrent que l'acide forme une partie essentielle et constituante des concrétions biliaires.

Mais pourquoi les enfans dans les premières voies desquels l'acide se développe si souvent, comme tout le monde sait, sont-ils exempts de ces sortes de concrétions ?

(*k*) DIETRICH, *lieu cité*, pag. 37, n°. 7.

(*l*) COE, *lieu cité*, pag. 440. — Commentariorum, parte II, pag. 180.

(*m*) De Sedibus et Causis morborum per Anatomen indagatis. Epistola XXXVII. Art. 19.

(*n*) DIETRICH, *lieu cité*, pag. 39.

D'autres, au contraire, en ont accusé l'emploi trop fréquent des absorbans terreux, ou l'usage d'eaux séléniteuses. A la vérité, ces substances pourraient donner naissance à des calculs dans l'estomac, comme le disent W. ALBERTUS (o) et PH. BREY ; mais il ne paraît pas croyable qu'elles puissent produire ceux de la vésicule biliaire.

On les a encore attribuées à l'influence d'un tempérament phlegmatique ou mélancolique, à la colère, à la tristesse.

Quelques-uns ont pensé qu'un âge avancé pouvait favoriser leur formation.

FR. HOFMANN, VAN-SWIETEN, COE et HALLER regardent comme causes de concrétions biliaires une vie indolente, sédentaire (§ VIII), le sommeil trop long-temps prolongé, et l'habitude qu'ont certains individus de rester assis après le repas, le corps courbé en avant.

Bien plus, HOFMANN pense que la négligence d'une saignée, chez les individus pléthoriques, peut aussi y donner lieu.

Il en est de même de certains vices de la vésicule biliaire, tels que, ses spasmes, son

(o) Dissertatio de Absorbentium utilitate et damnis in prax. medicâ. Halæ, 1722.

atonie paralytique, ou la constriction spasmodique des conduits cystique et cholédoque.

Boerhaave, Morton, Baglivi, Platner, Goldwiz, rangent encore parmi les causes de cette affection, une métastase de quelque matière morbifique sur la vésicule, et enfin certaine disposition constitutionnelle, ou héréditaire ou acquise.

Maclurg, Dietrich, Goldwiz, Sennert et Boerhaave lui-même, pensent que les concrétions biliaires se forment de la même manière que le tartre dans les tonneaux.

Mais on sait que le tartre doit son origine à l'évaporation du fluide dans lequel il était dissout, et que la bile que l'on fait évaporer ne prend pas l'apparence des concrétions biliaires ; élle forme seulement ce qu'on appelle dans les pharmacies *fiel épaissi* ou *bile desséchée.*

§ XXX.

La putréfaction de la bile n'est pour rien dans la formation des Concrétions biliaires.

Toutes les concrétions biliaires ne doivent pas leur origine à de la bile putréfiée ; voici ce qui le prouve :

1°. La bile en putréfaction acquiert plus de

fluidité, et quand elle est ainsi liquéfiée, elle se concrète plus difficilement.

2°. Beaucoup d'auteurs ont observé soigneusement de la bile en putréfaction, et aucun d'eux n'a vu s'y former des concrétions.

3°. Enfin, souvent on a trouvé dans des vésicules une quantité très - considérable de bile, sans aucune concrétion biliaire (*p*); ce que GOLDWIZ explique par le défaut d'acide phosphorique dans cette humeur.

Cet auteur pense que la putréfaction de la bile est la cause occasionnelle des concrétions, et que l'acide que ce liquide contient, en est la cause déterminante ou *formatrice*.

§ XXXI.

Ces Concrétions ne sont pas formées par de la bile épaissie ou desséchée.

Ces concrétions ne sont pas formées par de la bile épaissie (*q*) ou desséchée, c'est-à-dire, par un résidu de bile à laquelle les vaisseaux

(*p*) DEHAEN a trouvé huit livres de bile dans une vésicule. Edinburgh Medical Essays, vol. 2, pag. 377.

(*q*) J. LEAKE, *lieu cité*, pag. 262, pense que les concrétions biliaires sont formées en grande partie par de la bile épaissie.

absorbans auraient enlevé sa partie aqueuse, car, par la comparaison, on voit facilement qu'elles n'offrent aucun des caractères de cette espèce de dépôt.

En effet, par la dessiccation, la pesanteur spécifique de la bile augmente beaucoup, tellement que quand elle est tout-à-fait desséchée, elle tombe toujours au fond de l'eau. Au contraire les concrétions biliaires surnagent pour la plupart.

Dans cet état, la bile forme un tout homogène ; il n'en est pas de même des concrétions.

La première est très-amère ; celles-ci sont insipides.

Elle répand au feu une odeur de corne brulée, que ne donnent pas les concrétions biliaires.

Cependant dans quelques cas, très-rares à la vérité, on a trouvé dans la vésicule de véritables fragmens de bile desséchée (§ XV.) ; mais alors ces espèces de concrétions pourraient peut-être se dissoudre de nouveau dans une bile plus liquide, tandis que celle-ci n'agit pas sur les vrais calculs biliaires.

Cependant il est probable que quelque parcelle de bile épaissie forme le noyau de chaque concrétion.

Durande (r) regarde comme très-rare le cas où il n'existe pas de semblable noyau, et où la concrétion forme une masse uniforme, dont toutes les parties sont réunies par la seule force de cohésion. On voit rarement ce noyau d'une manière distincte.

§ XXXII.

Opinion de l'Auteur sur la formation des Calculs biliaires transparens.

Les concrétions biliaires transparentes ne se forment pas peu à peu, mais pour l'ordinaire, d'une manière prompte et subite, par une sorte de coagulation de la bile.

Voici les raisons qui rendent cette opinion très-vraisemblable (s) :

1°. Si on compare une de ces concrétions avec la bile elle-même, on ne saurait douter qu'elle ne soit le produit de ce liquide.

2°. La bile se concrète très-promptement

(r) *Lieu cité.*

(s) Il semble que Fourcroy soit de cette opinion. Les calculs biliaires cristallisés, dit-il, se forment donc, lorsque la matière semblable à du blanc de baleine, ou adipocireuse, qui semble constituer une partie des sucs contenus dans le foie, est trop abondante pour être dissoute par la bile. *Voyez* les Annales de Chimie.

dans une vésicule récente, non-seulement par
les acides minéraux étendus d'eau, mais encore
par le suc de limon, la crême de tartre, les
eaux acidules, le nitre, le vinaigre et l'urine,
quoique plus faiblement avec ces derniers
qu'avec les premiers. La couleur de la concrétion obtenue par l'acide sulfurique et par l'a-
cide muriatique étendus dans l'eau, est d'abord
jaune, et devient ensuite verte. Il n'en est pas
de même de la bile humaine qui se putréfie ;
elle se concrète difficilement (*t*).

3°. Une concrétion de cette nature ne contient que la partie huileuse de la bile ; preuve
certaine que, par la coagulation, il s'est fait
une séparation de ses élémens.

4°. Si on la brise, on ne voit pas qu'elle soit
formée de couches ou de lames successivement
superposées.

5°. L'arrangement symétrique de ces concrétions annonce qu'elles ont été formées tout-

(*t*) ANDR. COMPARETTI de Vaga, Ægritudine Infirmi-
tatis nervorum, pag. 103, § 34. — MACLURG avait
déjà dit, que la bile coagulée, par le moyen d'un
acide, forme un calcul. — DELIUS pense que cet acide
qui est contenu dans la partie inflammable de la bile,
n'est autre que l'acide muriatique. — GOLDWITZ dit
que la bile récente n'est pas concrétée par les acides.

à-coup ; car si elles s'étaient formées lentement, les mouvemens continuels du corps auxquels la vésicule participe, n'auraient pas permis qu'elles fussent aussi régulières.

6°. Cela est encore prouvé par la parfaite ressemblance des concrétions contenues dans une même vésicule (§ XVII.). En effet, si elles avaient été formées à des époques différentes, elles n'offriraient pas toutes les mêmes caractères. Je ne connais aucune observation qui montre le contraire (9).

Il est très-vraisemblable que ces concrétions dépendent de quelque vice des membranes de la vésicule ; car je pense que là bile ne peut éprouver dans le corps aucune altération, si ce n'est en vertu d'un changement survenu dans la texture de son réservoir (10).

W. Austin (*u*) a démontré, par des raisons très-plausibles, que le calcul urinaire au moins pouvait tirer son origine des mucosités de la vessie.

Au reste, comme Dietrich (*v*) l'observe très-bien, la parfaite cristallisation de certains

(*u*) On the Origin and Component Parts of the Stones in the Urinary Bladder. London 1790. — Conférez Dietrich, *lieu cité*, et Baillie, Anatom. Morbid.

(*v*) *Lieu cité*, pag. 51.

calculs

calculs biliaires, prouve qu'ils peuvent être
formés à la manière des sels; et la forme la-
mellée de quelques autres, montre que la matière terreuse a été déposée couche par couche
à leur surface.

SYMPTÔMES

AUXQUELS LES CONCRÉTIONS BILIAIRES DONNENT LIEU.

§ XXXIII.

SOUVENT des concrétionsbiliai res, même très-volumineuses, ont demeuré dans la vésicule pendant toute la vie, sans exciter aucun symptôme qui pût faire soupçonner leur présence (11) ; et ce n'est qu'après la mort de l'individu qui les portait qu'on en a reconnu l'existence (*w*).

Quelquefois elles font éprouver seulement un sentiment de pesanteur (*x*), particulièrement quand on est couché sur le côté gauche (*y*).

Souvent aussi elles occasionnent une douleur (gravative), un sentiment de pression sous l'appendice xiphoïde du sternum, dans l'hypochondre gauche et à la région de l'estomac (cardialgie), douleur qui varie selon le

(*w*) PETIT, HEBERDEN, DURANDE, HEISTER.
(*x*) BOERHAAVE. Prælection. ad Institution. § 790.
(*y*) HILDANUS. Centuria IV. Observat. 44.

volume, le poids, la situation et la forme de
ces concrétions.

On donne pour signe très-certain de leur
présence, une douleur qui occupe toute la région épigastrique, et dont les malades rappor-
tent l'origine à l'endroit correspondant au li-
gament suspenseur du foie. CL. STRACK a
observé que chez tous ceux qui portaient des
concrétions biliaires, la région épigastrique
était gonflée et comme tympanitique, et que
ces symptômes disparaissaient, dès que ces
concrétions étaient évacuées.

Ordinairement cette douleur commence à se
faire sentir après le dîner; elle est quelquefois
développée par la seule ingestion d'une grande
quantité d'alimens, et cesse aussitôt que la digestion est faite. Il est rare qu'elle soit circons-
crite et fixée dans le lieu affecté; mais le plus
souvent, elle se répand et erre dans toute la
cavité abdominale; quelquefois elle change de
siége, en même temps que le calcul change de
position; tantôt elle ressemble à la douleur de
la colique; tantôt elle simule celle qui serait
produite par un calcul rénal descendant dans
l'uretère, sans être néanmoins accompagnée
de difficulté d'uriner. Tantôt les malades la
comparent à la sensation causée par un animal

vivant dans l'estomac, ou bien ils ont la per-
ception de diverses autres sensations plus ou
moins pénibles.

Parfois cette douleur s'étend jusqu'au bras
droit et même jusqu'aux hanches (z).

On ne peut pas douter que ces douleurs dépendent de l'irritation produite par le calcul
sur les nerfs hépatiques (a).

Il est digne de remarquer que, même pendant leur plus grande violence, le pouls conserve toujours sa régularité.

On peut conclure de ce qui vient d'être
dit, que la douleur n'est qu'un signe incertain
de l'existence des concrétions biliaires.

§ XXXIV.

Quelquefois les concrétions biliaires occasionnent divers dérangemens de la digestion,
tels que des chaleurs passagères dans l'esto-

(z) DURANDE, *lieu cité*, pag. 41.

(a) Je conserve dans mon Muséum les nerfs du foie
et de la vésicule biliaire très-habilement préparés. Ill·
I. G. WALTER en a donné des dessins très-exacts dans
ses planches des nerfs du thorax et de l'abdomen. Berlin 1783, planche IV. — *Voyez* ce que j'ai exposé dans
le livre intitulé : *Vom Bane des Menschlichen Koer-
pers*. Frankfurt, 1791. in-8. Nervenlehre. § 331.

mac (*b*), des éructations acides (*c*), des nausées, des vomissemens.

Elles déterminent aussi la constipation ou
la diarrhée, et les maladies qui en sont la
suite.

Cette constipation est ou *idiopathique*, et
dépend d'un calcul qui est arrêté dans le tube
intestinal, ou qui obstrue le rectum lui-
même ; ou bien elle est *symptomatique*, et
résulte de la constriction spasmodique des
intestins.

On voit aussi des évacuations de matières
fécales blanches, après des paroxismes de
douleur.

§ XXXV.

Une jaunisse locale ou universelle accompagne quelquefois ces symptômes. Ainsi, très-
souvent à la suite des douleurs, on voit
qu'elle commence à se manifester dans le
grand angle de l'œil ; quelquefois elle paraît
et disparaît alternativement ; phénomène que
l'on explique très-bien, suivant que la concrétion biliaire est arrêtée ou non dans les
conduits hépatique ou cystique, ou bouche

(*b*) Dietrich, *lieu cité.*
(*c*) Durande, *lieu cité.*

plus ou moins complettement le canal cholédoque : car alors , la bile étant retenue en
trop grande quantité dans son réservoir (*d*) ,
est reprise par les vaisseaux absorbans qui se
trouvent dans la vésicule ou dans la substance même du foie (*e*), reportée dans le
sang et transmise à la peau par le moyen
des artères.

Mais une observation bien vraie , c'est
que souvent , comme je l'ai déjà dit plus
haut , des concrétions existent dans la vésicule biliaire , sans manifester leur présence
par aucun symptôme, par aucun indice d'ictère; et ce n'est qu'après la mort qu'on les
trouve par hasard , ainsi que je l'ai déjà
nombre de fois remarqué (*f*).

(*d*) ALEX. MONRÓ on FISHES Edinburgh , pag. 25.

(*e*) J'ai sous les yeux ces vaisseaux absorbans qui ont
été bien représentés par WERNER et FELLER dans la
description qu'ils ont donnée des vaisseaux lactés et
lymphatiques. Leips. 1784. — MASCAGNI les a aussi
représentés, mais en plus grand nombre et d'une manière plus correcte dans son Histoire et Ichonographie
des vaisseaux lymphatiques du corps humain. Fol.
Planche XVII et XVIII.

(*f*) *Voy.* HEISTER , Institutiones Chirurgiæ. Amstelodami , 1790. MORGAGNI , Adversaria Anatomica III ,
pag. 67. — LUDWIG. — HALLER, Opuscula Patholo-

§ XXXVI.

Quelquefois l'urine prend la couleur du safran (*g*), ou l'apparence de brique pilée et délayée. Il peut y avoir en même-temps strangurie et ischurie.

§ XXXVII.

Dans certains cas, chez des personnes très-maigres, on a pu reconnaître l'existence de concrétions biliaires, par le toucher, ou par la collision qu'elles ont fait entendre à travers les parois de l'abdomen (*h*).

§ XXXVIII.

Lorsque les douleurs que produisent ces concrétions ont une très-grande intensité, elles donnent lieu quelquefois à des accidens très-graves, ou à divers symptômes fâcheux, tels que des congestions du sang vers la tête, d'où résultent des vertiges, des scintillations, et des hémorrhagies du nez.

gica, tom. III, pag. 325, 329. — ALEX. MONRO, *lieu cité*, pag. 22. — DIETRICH, *lieu cité*, pag. 90. — JAC. FRID. ISENFLAM, de Difficili in Observationes Anatomicas Epicris. Erlangæ, 1793, pag. 26.

(*g*) DURANDE, *lieu cité.*
(*h*) PETIT.

Des sparmes (*i*), des convulsions horribles, et d'autant plus dangereuses, que la douleur est plus forte; l'épilepsie même, peuvent en être la suite.

De là encore, des affections de l'ame variées, comme la tristesse, la mélancolie, la folie et la manie.

De là, la suppression des menstrues, des mouvemens fébriles, et la fièvre intermittente elle-même.

L'asthme (*k*), l'hydropisie ascite (*l*) et anasarque, ainsi que la tympanite (*m*), en ont été quelquefois le résultat.

On leur a vu déterminer vers le rectum ces congestions de sang qui occasionnent les hémorrhoïdes (*); et d'autres fois produire le ténesme.

Dans d'autres circonstances, on n'a pas été

(*i*) NITZCH Præside. HOFMANN Dissertatio de dolore et spasmo ex calculo felleo. Halæ, 1531.

(*k*) HOME.

(*l*) VAN-SWIETEN, Commentaria in BOERHAAVE Prælectiones, § 950. — MARTEAU. Journal de Médecine, de Chirurgie et Pharmacie, 1780. Octobre.

(*m*) MARTEAU, *lieu cité*. — J. G. SCHULZE, Dissertatio de Tympanitide. Goettingue, 1787, pag. 14.

(*) HILDEBRANDT über die blinden Hæmorrhoiden. Erlang., 1795.

étonné de rencontrer une inflammation et une ulcération (*n*) de la vésicule ou des conduits biliaires, ou des parties voisines ; telles que le foie, les parois de l'abdomen, ou autres organes ; et enfin, de voir la phthisie elle-même, avec ou sans ulcération, être la suite des fréquens dérangemens de la digestion produits par cette cause.

Au rang des accidens les plus funestes, il faut encore placer les défaillances, les syncopes, l'apoplexie (*o*) ; enfin, la mort même (*p*).

§ X X X I X.

Souvent, et surtout lorsque la nature fait des efforts pour expulser les concrétions biliaires, les malades éprouvent tout-à-

(*n*) HALLER parle d'une vésicule biliaire réduite en une sorte de putrilage, au milieu duquel se trouvait un calcul. Opusculor. Pathologicor. Tom. III, pag. 324. Histor. 9. — *Voyez* aussi l'Observation de BLUMENBACH dont j'ai parlé (§ IV, not. *b*).

(*o*) BURSERIUS DE KANILFELD, tom. IV, § 82, p. 64.

(*p*) Dans l'Histoire du Foie, par BIANCHI, on lit plusieurs exemples de mort subite causée par des coliques calculeuses. — RICHTER, *lieu cité*, a donné tout nouvellement l'observation d'une mort causée par un calcul biliaire.

coup des paroxismes violens de douleur , et ils sont alors tourmentés cruellement par des angoisses extrêmes , de la tension du côté du pylore , des nausées , des vomissemens , des mouvemens fébriles , avec un pouls lent et comme concentré ; et ces paroxismes se renouvellent tantôt après quelques heures, tantôt après quelques jours d'intervalle.

§ X L.

Quoi qu'il en soit , cette maladie est incurable , si l'on ne parvient à dissoudre ces concrétions ou à en déterminer la sortie. C'est l'excrétion du calcul qui est le signe le plus certain de la cause des accidens ; tous les autres symptômes sont plus ou moins trompeurs (12).

TRAITEMENT

DES MALADIES OCCASIONNÉES PAR LES CONCRÉTIONS BILIAIRES.

§ XLI.

Les médecins ont cherché pendant long-temps un Lithontriptique, ou une liqueur propre à fondre les concrétions biliaires. Ils ont essayé et donné à l'intérieur diverses substances, qui en opéraient la solution hors du corps humain, dans la persuasion que les agens qui, dans cette circonstance, produiraient cet effet, auraient la même énergie, quand on les administrerait comme médicamens ; jusqu'à ce que les succès du remède de Durande, découvert de nos jours, l'aient placé au-dessus de tous les autres moyens curatifs.

En conséquence, ils se sont servis de différentes liqueurs salines, telles que : les solutions de sel ammoniac et de sous-carbonate de soude et de potasse, l'eau de chaux, la teinture d'antimoine tartarisée, la liqueur de terre foliée de tartre préparée avec l'esprit de nitre dulcifié (acétate de potasse). Il ont aussi donné du savon jusqu'à la dose d'une once par jour, mais sans succès.

Pour arriver au même but, ils ont pris dans la classe des végétaux, et administré les sucs récens et les extraits de saponaire, de taraxacum, de chicorée, de chiendent, de fumeterre, les fruits mûrs et fondans ; et ils ont prescrit une tisanne ou une décoction de racine de behen, de pissenlit, de chiendent et de saponaire.

Ils ont tiré du règne animal, le lait d'ânesse, le petit-lait, les œufs frais délayés dans de l'eau froide, pris le matin à jeûn, ou un jaune d'œuf aussi délayé dans de l'eau ; mélange dans lequel on ajoute un peu de liqueur anodyne minérale d'Hofmann (*q*).

Je passe sous silence d'autres médicamens composés, moins efficaces, pour parler du remède de Durande, très en vogue de nos jours, et dont l'expérience a constaté les bons effets. Ce médecin, après avoir fait prendre aux malades pendant quelque temps des remèdes émolliens, fondans et apéritifs, leur donnait un mélange de trois parties d'éther vitriolique

(*q*) Schwarz, de curatione Icteri maxime per Vitellum ovi. Jenæ, 1791.

(éther sulfurique) et de deux parties d'esprit de térébenthine (huile essentielle de térében- thine), à la dose de deux scrupules ou un gros chaque jour , et par-dessus il leur faisait boire du petit-lait ou du bouillon de veau et de chicorée , ou du sirop de violette avec de l'eau pure. Il leur ordonnait de continuer ce remède jusqu'à ce qu'ils en eussent pris une livre ; et lorsque les douleurs avaient cessé et que les voies biliaires étaient débarrassées des concrétions qui les obstruaient, il prescrivait de doux purgatifs pour en entraîner les fragmens.

Durande dit avoir vu de ces concrétions biliaires tellement dissoutes par ce moyen , qu'elles sortaient par les selles, sous la forme d'une matière jaune et semblable à de la poix.

Mais fréquemment ce remède cause des nausées que l'on fait cependant facilement cesser , ou excite des éructations fatigantes pendant plusieurs heures ; c'est pourquoi il ne faut l'employer qu'avec prudence , afin de prévenir l'inflammation et d'appaiser les douleurs.

Durande affirme que depuis l'année 1773, il a guéri, à l'aide de son remède, tous les malades chez lesquels il avait reconnu l'existence de calculs biliaires ; et je puis, avec

Maret, Lavot, Hoin, Girard, Strack, en attester l'efficacité.

C'est pour fixer l'éther qu'on ajoute l'huile essentielle de térébenthine.

Durande paraît très-porté à penser que ce remède exerce son action en pénétrant à travers les membranes du duodénum et celles de la vésicule biliaire qui sont contiguës.

Avant d'en faire usage, il faut avoir soin de dissiper l'inflammation du foie, si elle existe.

§ XLII.

Différens moyens ont été proposés pour calmer les douleurs au moment du paroxisme.

Haller recommande l'opium contre les mouvemens convulsifs causés par les concrétions biliaires (r). Mais Durande (s) le réprouve, assurant qu'il est toujours nuisible, parce qu'il occasionne des angoisses.

En général les émolliens donnés à l'intérieur ou appliqués à l'extérieur, conviennent très-bien. C'est ainsi, par exemple, qu'on pourra placer une vessie de cochon pleine d'eau chaude sur la région de l'estomac.

(r) Opusculorum Pathologicorum, tom. III, pag. 322.
(s) *Lieu cité.*

Les remèdes appelés cordiaques sont nuisibles.

Maret conseille les lavemens d'eau froide. Durande veut, avec plus de raison, que l'on employe ceux d'eau tiède.

Quelques médecins ont vanté les émétiques et les purgatifs ; d'autres en ont fortement blâmé l'usage. Fr. Hofmann et Durande ont vu les émétiques produire les plus funestes effets. Bertin a trouvé une vésicule biliaire déchirée par les efforts du vomissement.

Les purgatifs drastiques sont encore plus nuisibles que les émétiques, en accélérant trop la sortie des concrétions biliaires. Fr. Hofmann a vu des résultats fâcheux suivre leur emploi.

Il n'en est pas de même des purgatifs doux. Ils conviennent très-bien, comme je l'ai déjà dit plus haut, quand on a préalablement opéré la dissolution des calculs. Ainsi on se sert avec avantage de l'huile de ricin, de la manne, etc.

Fr. Hofmann conseille la saignée, pour prévenir ou calmer l'inflammation du foie dont j'ai parlé ; mais Héberden objecte que l'inflammation est rarement occasionnée dans le foie par la présence des concrétions biliaires, parce que le sang y circule avec beaucoup de lenteur, que les nerfs y sont très-tenus, et que la saignée n'a aucune influence sur cette espèce de sang veineux; mais DURANDE, appuyé sur des considérations anatomiques, répond à cette objection, que l'expérience et l'observation prouvent que les calculs biliaires produisent facilement l'hépatitis, et que d'ailleurs la douleur qu'ils causent, n'a pas son origine dans le foie, mais dans les conduits biliaires que l'artère hépatique accompagne; et il conclut de là, que la saignée est utile. C'est aussi l'opinion de VAN SWIÉTEN, qui avertit cependant que la saignée peut être nuisible quand la maladie existe depuis long-temps, à cause de l'appauvrissement et de l'acrimonie du sang.

BLOCH prétend qu'il vaut mieux imiter la nature et exciter l'inflammation et l'ulcération dans la région de la vésicule biliaire pour donner issue aux calculs; et PETIT, encore plus entreprenant, ne craint pas de conseiller de faire une incision qui pénètre dans la vésicule, afin de les extraire par cette voie.

Outre ce que j'ai déjà dit sur ce sujet (§ V), à ces autorités, opposons celle de MORGAGNI, Médecin d'un grand savoir et d'une prudence consommée.

consommée. Il raconte trois exemples de concrétions biliaires sorties à travers les parois
abdominales; dans le premier cas, la guérison
avait eu lieu; dans le second, il restait encore
une fistule qui donnait une humeur jaunâtre
et tenue; et dans le troisième, un ulcère qui,
outre la matière ichoreuse, fournissait encore
de temps en temps des pierres biliaires. (13)

On ne doit donc tenter de déterminer l'ulcération ou de pratiquer une issue artificielle
aux calculs biliaires, qu'autant qu'il y a adhérence entre la vésicule et les parois de l'abdomen.

§ XLIII.

On a prétendu que tous les alimens irritans
gras ou salés, que la nourriture animale, les
spiritueux, les aromates, l'usage de plantes
amères, âcres, échauffantes, telles que le cresson, l'asperge, l'artichaut; que les médicamens
purgatifs, les veilles trop prolongées (*t*),
l'exercice violent, pouvaient favoriser le retour de cette maladie. Je pense que ces asser-
tions sont dénuées de fondement.

Il serait plus vrai de dire qu'on prévient
la formation de nouvelles concrétions, par les

(*t*) Durande, *lieu cité.*

mouvemens du corps, par une nourriture douce et l'usage modéré des viandes bouillies ou rôties, des fruits bien mûrs, du lait, du petit-lait ; par des saignées faites à propos, et par de petites doses du remède de Durande, auquel on peut substituer un mélange d'éther et de jaune d'œuf (u).

Pour moi, je suis persuadé qu'un exercice convenable, peut très-bien empêcher le retour des concrétions biliaires (14).

(u) Durande, *lieu cité.*

FIN.

NOTES DU TRADUCTEUR.

(1) Il faut ajouter à cette liste des auteurs qui ont écrit sur les concrétions biliaires :

John André. Mémoire sur les maladies chroniques du foie et de la bile, traduit de l'anglais par M. Martin. Journal de Médecine, septembre, 1792.

Fourcroy. Système des Connaissances chimiques, *art.* Bile et Calculs biliaires, tom. X; et Encyclopédie Méthodique, Dict. de Médecine, *art.* Calculs biliaires.

Mérat. Mémoire sur la formation de l'adipocire dans l'homme vivant. Il se trouve parmi ceux de la Société Médicale d'Émulation, tom. VI.

A. Pujol. Mémoire sur la Colique hépatique par cause calculeuse. *Œuvres de Médecine Pratique,* tom. IV. Castres, 1802.

Savary. Réflexions sur les Calculs biliaires; *Journal* de MM. Corvisart, Leroux et Boyer. Juin 1808, tom. XV.

Thénard. Mémoires sur la Bile et les Calculs biliaires, parmi ceux de la Société d'Arcueil, tom. I.

Vanhelmont. De Lithiasi.

Venette (Nicolas). De la Formation des pierres dans le corps humain.

Vicq-d'Azir. Recherches et Observations sur divers objets de médecine, de chirurgie et d'anatomie. *Histoire de la Société Royale de Médecine,* 1779.

Et si l'on veut consulter un plus grand nombre d'au-

teurs, il faut recourir à l'ouvrage de Ploucquet, intitulé : *Litteratura medica digesta sive repertorium medicinæ practicæ, chirurgiæ, atque rei obstetriciæ,*
tom. I, art. *Cholelithus.*

(2) Colombus a trouvé une Concrétion biliaire dans
le confluent de la veine-porte, à l'ouverture du corps
de St. Ignace.

(3) Quelquefois les Concrétions biliaires sont encha-
tonnées dans la membrane interne de la vésicule, ou
occupent l'épaisseur même des parois de ce réservoir,
comme il conste par les ouvrages de Walter et de
Morgagni. *Voyez* Savary, *Journal cité.*

(4) Aujourd'hui que la nature des calculs biliaires est
bien connue, on doit, à ces classifications, et même à
celle proposée par Vicq-d'Azir, dans le Recueil de la
Société de Médecine pour 1779, substituer celle de
Fourcroy. Ce célèbre chimiste a formé six genres de
calculs biliaires.

Le 1er. genre renferme les calculs hépatiques bilieux;
le 2e comprend les calculs hépatiques adipocireux. Les
cystiques bilieux forment le 3e; les cystiques corticaux
sont compris dans le 4e. Le 5e genre est formé par les
calculs cystiques adipocireux. Enfin dans le 6e se trouvent les calculs cystiques mixtes ou adipobilieux.

Voyez les caractères que présentent ces divers calculs dans le Système des Connaissances Chimiques, t. X,
pag. 85.

(5) C'est à tort, ainsi que le remarque M. Savary,
que Sœmmerring a regardé cette règle comme étant
sans exception. Walter, dans la description qu'il
donne du calcul, nº 1, de sa première classe, dit qu'il
était réuni avec d'autres de classes différentes; et

M. Savary parle de concrétions provenant de la même vésicule, dont les unes étaient noires, grosses comme des têtes d'épingles, brillantes dans leur cassure, presque incombustibles; en un mot, se rapprochant beaucoup du charbon fourni par les matières animales; et les autres en plus grand nombre étaient jaunâtres ou grisâtres, quelquefois marbrées, semblables à des graviers; leur surface avait un aspect gras; elles contenaient la plupart un noyau adipocireux; enfin elles brûlaient très-bien et avec flamme.

(6). Cette expérience ne prouve que la présence de la chaux, et non celle de l'acide phosphorique.

(7) Cette traduction est littérale; mais c'est une erreur de l'auteur; car il paraît qu'il a voulu parler des calculs formés d'adipocire, qui sont solubles à chaud dans l'esprit-de-vin, et qui en sont complettement précipités par le refroidissement, sous la forme de paillettes cristallines.

(8) Les considérations chimiques relatives à la nature des calculs biliaires qui viennent d'être rapportées sont incomplettes et présentent même des contradictions, parce qu'au temps où Sœmmerring a écrit, l'analyse de ces sortes de calculs n'était pas aussi perfectionnée qu'elle l'est aujourd'hui, et qu'il n'est pas toujours dit, dans les expériences dont il [a été question, sur quels calculs on a opéré. Voici le résumé succinct des découvertes faites sur la nature chimique des calculs biliaires.

Poulletier de la Sallé a le premier reconnu les paillettes brillantes et cristallines qui se précipitaient par le refroidissement d'une dissolution des calculs biliaires dans l'alcool chaud; et il a constaté qu'elles ne se rencontraient pas dans les concrétions de la bile du bœuf.

Fourcroy a prouvé ensuite, que ces lames crystallines n'étaient autre chose que de l'adipocire, matière la plus abondante de toutes celles qui entrent dans la composition générale des calculs biliaires du corps humain ; qu'elles sont très-solubles dans l'alcool chaud, se fondent en un liquide oléagineux , jaunâtre, à la température de 90 ° R.; qu'en se fondant elles exhalent une odeur de cire ; que les alcalis caustiques les dissolvent complettement et les portent à l'état savonneux ; et que l'acide nitrique dissout également cette matière , sans effervescence , sans bouillonnement, et en forme une espèce de liquide analogue à l'acide du camphre. Les caractères de cette adipocire , ne sont pas les mêmes dans tous les calculs : tantôt elle est pure, en grandes lames cristallines, blanches, micacées, brillantes et presque demi-transparentes; tantôt elle est jaunâtre et verdâtre, moins visible, moins cristalline, et entremêlée de matière bilieuse épaissie en extrait. Dans plusieurs calculs , cette dernière substance plus abondante, masque les lames cristallines qui en font partie, et ne les laisse voir que par la dissolution dans l'alcool chaud et la précipitation par le refroidissement. Dans presque tous les calculs , le centre ou le noyau est formé par un peu de bile épaissie. D'après toutes ces observations, il paraît que la formation des calculs biliaires dépend de la cristallisation de la substance adipocireuse contenue dans la bile.

Outre cette adipocire et un peu de bile épaissie, M. Thénard a démontré dans les calculs biliaires l'existence d'une certaine quantité d'une matière qui les colore, qui est tantôt jaune, tantôt brune-noirâtre, et dont quelques-uns même, à l'instar de ceux des bœufs, sont presque entièrement formés. Quelques-uns de ceux que ce chimiste a analysé, contenaient depuis 88 jusqu'à 94 centièmes d'adipocire, et 12 à 6 de cette substance colorante. Il a examiné celle-ci dans les calculs de la vésicule du bœuf, et a reconnu que cette matière était sans saveur, sans odeur, toujours jaune. Soumise à la distillation, elle se boursouffle à un degré de chaleur un peu considérable, et donne, en répandant d'épaisses vapeurs, de l'eau, de l'huile, divers gaz, du carbonate d'ammoniaque, et il reste un charbon assez compacte qui contient un seizième de phosphate de chaux. Exposée à l'air, elle passe au brun; elle est très-peu soluble dans l'eau froide ou chaude, dans l'alcool et dans les huiles; les alcalis caustiques la dissolvent avec peine, et il en résulte une dissolution jaune qui est précipitée en flocons verts par les acides. Elle est absolument la même que la matière jaune qui se trouve dans la bile du bœuf et dans celle de l'homme.

Ainsi la plus grande partie des concrétions biliaires du corps humain entrent en fusion à une basse température; sont presque entièrement solubles dans les alcalis caustiques, dans les dissolutions de savon, dans les huiles fixes et volatiles, et en partie même dans l'éther.

Voyez le système des connaissances chimiques, *art.* Calculs biliaires, et les Mémoires de Physique et de Chimie de la Société d'Arcueil, tom. I.

(9) M. SAVARY parle des concrétions trouvées dans une même vésicule, qui offraient des caractères bien différens.

Voyez les intéressantes Réflexions qu'il a émises sur les calculs biliaires dans le Journal de Médecine, etc., de MM. Corvisart, Leroux et Boyer, tom. XV. Juin 1808, et la note 5.

(10) Selon M. Thénard, la matière jaune est tenue par la soude en dissolution dans la bile, et comme la soude est en très-petite quantité dans cette humeur, où elle est en grande partie unie avec le picromel et l'huile, il se peut que cette matière jaune se trouve en excès par rapport à son dissolvant, et se dépose. C'est comme cela que se forment les calculs biliaires du bœuf. Il peut en être de même pour la matière jaune qui entre dans les concrétions de la bile humaine ; mais celle-ci ne contient point d'adipocire. Il faut donc admettre que cette adipocire se forme dans le foie, qu'elle se dépose aussitôt ou presque aussitôt qu'elle est formée, pour donner naissance aux calculs dans la composition desquels elle entre ; ou bien, que la résine de la bile humaine peut passer, dans quelques circonstances, à l'état d'adipocire.

(11) W. Hunter racontait dans ses leçons l'histoire d'une jeune femme, qui, durant sa vie, n'avait jamais senti la moindre douleur dans la région du foie, ni le moindre embarras dans les organes de la digestion, et dans la vésicule du fiel de laquelle, on trouva après sa mort 1100 pierres biliaires. On pourrait citer un grand nombre d'observations analogues.

(12) L'observation apprend que les coliques hépatiques qui tourmentent si cruellement les malades, sont presque toujours dues à la présence de calculs dans les voies biliaires ; et Pujol assure, d'après son expérience, que sur quarante individus attaqués de ces coliques, à peine s'en trouve-t-il un dont la maladie doive être attribuée

à une autre cause qu'à de pareilles concrétions. Ce praticien, qui en a observé un très-grand nombre, regarde comme caractéristiques de cette espèce d'affection les deux phénomènes suivans : le malade éprouve des sensations très-douloureuses vers le creux de l'estomac, et en même temps offre une tension interne et dolente à la région de la vésicule du fiel, quand on la comprime, et sur le trajet de ses conduits excréteurs. Dès que ce double symptôme existe ; on peut assurer, sans hésiter, que la colique dépend de la présence de quelque calcul dans les conduits biliairss.

Mais il est rare, lorsque ces symptômes se manifestent, qu'il n'en existe pas d'autres encore propres à faire établir le diagnostic de la maladie d'une manière certaine. Ainsi, selon Durande, cette douleur occupe le plus souvent l'hypocondre droit, et quelquefois elle forme comme une barre à la région épigastrique ; d'autres fois elle s'étend jusqu'au côté gauche. L'ictère ne survient ordinairement qu'après plusieurs accès de colique ; sa durée est très-variable ; quelquefois il résiste opiniâtrement aux remèdes, ou se renouvelle après la guérison. Alors il est presque démontré, qu'il existe des concrétions dans la vésicule biliaire. Aussi ce médecin donne-t-il comme signes caractéristiques de cette maladie, la douleur de l'hypochondre droit qui s'étend vers l'ombilic, les coliques périodiques, suivies d'une teinte jaune dans les yeux, d'une jaunisse partielle ou générale qui se dissipe d'elle-même et revient ensuite, ou qui résiste opiniâtrement aux remèdes ; les urines briquetées ou safranées, ou couleur de lessive, les déjections blanches après les coliques, le gonflement de la vésicule du fiel, et surtout la présence des pierres biliaires dans les déjections.

(13) Dans un cas cité par John André, il s'était formé
un abcès entre le calcul et les tégumens du bas-ventre ;
et comme la vésicule ou les conduits biliaires avaient
contracté une adhérence complette avec le péritoine, la
bile, après qu'on eut fait l'incision de l'abcès, ne s'épan-
cha point dans le bas-ventre, et il resta une ouverture
fistuleuse qui conduisait à un calcul biliaire.

(14) Un traitement débilitant ou asthénique est toujours celui que le médecin doit employer, lors de ces
violens paroxismes de douleurs, qui arrivent si subite-
ment et d'une manière si inquiétante, dans les coliques
par cause calculeuse. C'est celui qui convient pour prévenir l'état inflammatoire du foie et des organes voisins,
pour calmer les spasmes et obtenir le relâchement et la
détente des canaux biliaires, afin que le passage des concrétions soit plus facile.

Parmi les moyens dont on peut se servir avec succès,
la saignée tient sans contredit le premier rang, lorsque
les accideus sont très-graves. Alors sur-tout, on retire
de grands avantages de celle faite par des sangsues ap-
pliquées à la marge de l'anus. Les boissons aqueuses,
émollientes, adoucissantes, délayantes, les fomenta-
tions et les lavemens de même vertu, les antispasmodi-
ques, l'opium même et ses diverses préparations, quand
les douleurs persistent ou augmentent et s'accompagnent
de spasmes, sont les vrais remèdes auxquels il faut avoir
recours. Pujol insiste principalement sur la saignée et
sur l'utilité des bains dans les cas les plus fâcheux de la
colique hépatique, et il les regarde comme spécifiques
dans cette maladie. Lorsque les accidens ont cessé, que
les anxiétés, les douleurs, les spasmes ont disparu, et
qu'on peut soupçonner que les calculs, dont le passage

dans les intestins est ordinairement marqué par une défaillance avec cessation subite des douleurs, sont par-
venus dans le canal cholédoque et prêts à tomber dans
le duodénum, ce médecin prescrit quelque purgatif
pour entraîner ces concrétions dans le tube intestinal,
et il préfère les minoratifs salins aux autres. M. Rast,
médecin de Lyon, au rapport de Sauvages (Nosologie
Méthodique), employait aussi à cette époque de la maladie les purgatifs les plus doux, et il les faisait donner
aux malades pendant qu'ils étaient dans le bain. En suivant cette méthode, il a obtenu beaucoup de succès,
ainsi que les praticiens qui l'ont imité. Il faut revenir
aux relâchans et aux purgatifs sans se décourager, autant qu'il est nécessaire pour la guérison de la maladie.

Tel est le traitement qui a constamment réussi à
Pujol, et auquel sont souvent obligés d'avoir recours
ceux des médecins qui emploient avec le plus de succès
le remède de Durande; car, outre que ce remède af-
fecte l'organe du goût d'une manière désagréable, il
produit encore quelquefois, chez des personnes très-
irritables, des nausées, et même des vomissemens, par
lesquels il est chassé de l'estomac. On voit que par l'ex-
citation qu'il détermine dans ce cas, il peut produire
des effets nuisibles, et qu'il faut en diminuer beaucoup
la dose, ou bien en cesser l'usage. Mais il ne faut pas
croire, qu'il soit d'une inutilité absolue, comme le dit
Pujol. Je connais plusieurs malades qui ont été guéris
par son emploi, et je sais que M. le docteur Brenet,
médecin à Dijon, et héritier des talens et de la réputation des Maret, des Durande, en retire journellement
les plus grands avantages.

Mais comme les coliques hépatiques sont sujettes à se

renouveler après un temps plus ou moins long, et comme il se peut qu'après l'évacuation des concrétions biliaires et la disparition de la maladie à l'aide des remèdes qui ont été indiqués, la disposition des organes biliaires à engendrer l'adipocire, qui forme la plus grande partie des calculs, persiste encore, il est important de conseiller aux convalescens le régime que l'observation a constaté être le meilleur, pour prévenir la formation nouvelle des concrétions. Ce régime, selon PUJOL, doit être constamment sobre et frugal; les fruits et les végétaux apéritifs doivent en faire la base. Il faut éviter l'usage d'alimens âcres et stimulans, et se précautionner contre les fortes émotions de l'ame; faire prendre de temps en temps aux malades des apozèmes apéritifs, faits avec les racines de chiendent, de chicorée, de dent de lion, et les feuilles de chicorée, de cresson, de cerfeuil, ou d'autres végétaux analogues, et dans lesquels on ajoute toujours une petite dose de sel neutre; les purger de loin en loin avec des minoratifs salins, et même leur conseiller d'user souvent de sucs ou de décoction de plantes graminées, chicoracées et antiscorbutiques. Des frictions, sur la région du foie, faites avec des flanelles sèches ou imprégnées de quelque vapeur aromatique conviennent très-bien alors. Il ne faut pas oublier, dans ce cas, de faire prendre très-fréquemment des bains tièdes, dont les médecins retirent de si grands avantages dans le traitement de beaucoup de maladies, et dont l'usage, considéré sous le rapport de la conservation de la santé, ne peut être trop répandu.

www.ingramcontent.com/pod-product-compliance
Ingram Content Group UK Ltd.
Pitfield, Milton Keynes, MK11 3LW, UK
UKHW022323070726
13614UKWH00002B/924